Gerd und Marlene Haerkötter

Hexenfurz und Teufelsdreck

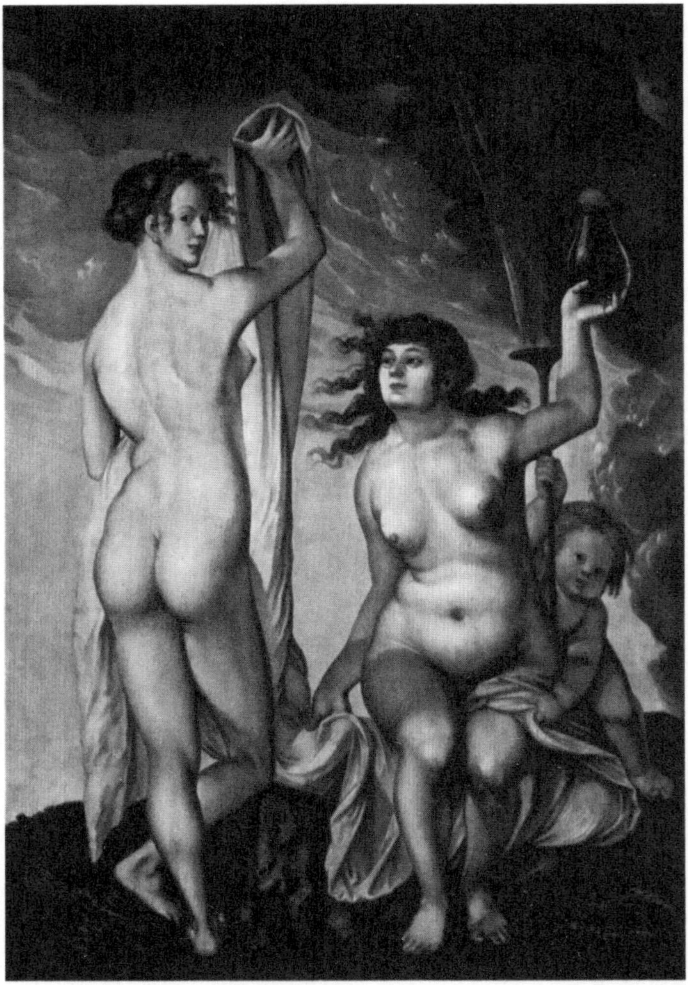

»Zwei Hexen«, Hans Baldung, gen. Grien, 1523.

Gerd und Marlene Haerkötter

Hexenfurz und Teufelsdreck

Alte Heil- und Giftkräuter neu entdeckt

Anaconda

Die Originalausgabe dieses Buches erschien zuerst 1986 unter dem Titel *Hexenfurz und Teufelsdreck. Liebes-, Heil- und Giftkräuter: Hexereien, Rezepte und Geschichten* im Eichborn Verlag, Frankfurt a. M.

Die Deutsche Nationalbibliothek verzeichnet diese Publikation in der Deutschen Nationalbibliographie; detaillierte bibliographische Daten sind im Internet unter http://dnb.d-nb.de abrufbar.

Umschlagmotiv oben: »Common Thorn Apple or Thorny Apple of Peru«, Gewöhnlicher Stechapfel (19. Jh.), Foto: INTERFOTO/Mary Evans. – Umschlagmotive unten (v. l. n. r.): »Great Wild Valerian«, Baldrian (1863), Sowerby's English Botany. Vol. 4, Foto: INTERFOTO/Mary Evans. – F. Edward Hulme (1841–1909): »Dwale or Deadly Nightshade«, Nachtschatten (1891), Familiar Wild Flowers. Vol. 3, Foto: INTERFOTO/Mary Evans. – »Digitalis Purpurea«, Roter Fingerhut (ca. 1850), Frankreich, Foto: INTERFOTO/CCI. – »Laurier d'Apollon. Laurus nobilis«, Lorbeer (19. Jh.), Foto: INTERFOTO / Mary Evans
Umschlaggestaltung: dyadesign, Düsseldorf, www.dya.de
Satz und Layout: Roland Poferl Print-Design, Köln
Printed in Czech Republic 2013
ISBN 978-3-7306-0003-0
www.anacondaverlag.de
info@anacondaverlag.de

Inhalt

Anhang

Vorwort

Zauberei und Hexerei im Zeichen der Pflanze sind bis in unsere Tage nicht nur Begriffe, die im »finsteren« Mittelalter oder bei »primitiven« Völkern anzusiedeln sind. Obwohl Wissenschaft und Religion alles versucht haben, mit dem gegen die Ratio und den Alleinanspruch in Sachen Metaphysik gerichteten Aberglauben aufzuräumen, mehren sich dennoch die Zeichen, nach denen dieser Aberglaube fest in den Herzen der Menschen verankert zu sein scheint.

Seine Wurzeln hat dieser Glaube in der Annahme, daß allen Dingen außer den physikalischen Gesetzen noch andere Kräfte innewohnen müssen, die man nicht exakt bestimmen kann. Daneben hat sich durch die Jahrhunderte die Überzeugung gehalten, daß nur besonders geartete Menschen diese geheimen Naturkräfte kennen und beherrschen. Sie bedienen sich bestimmter »Werkzeuge«, unter denen Mineralien, bestimmte Tiere oder Teile davon, die obligaten Zauberformeln – vor allem aber die Pflanzen eine herausragende Bedeutung haben.

Kernstück dieses Buches ist die Darstellung der Pflanzen und ihrer Kräfte, die die Hexen bei ihrem geheimnisumwitterten Treiben nutzten. Sie stellten daraus die berüchtigten Hexensalben her, die den Flug zum Sabbat

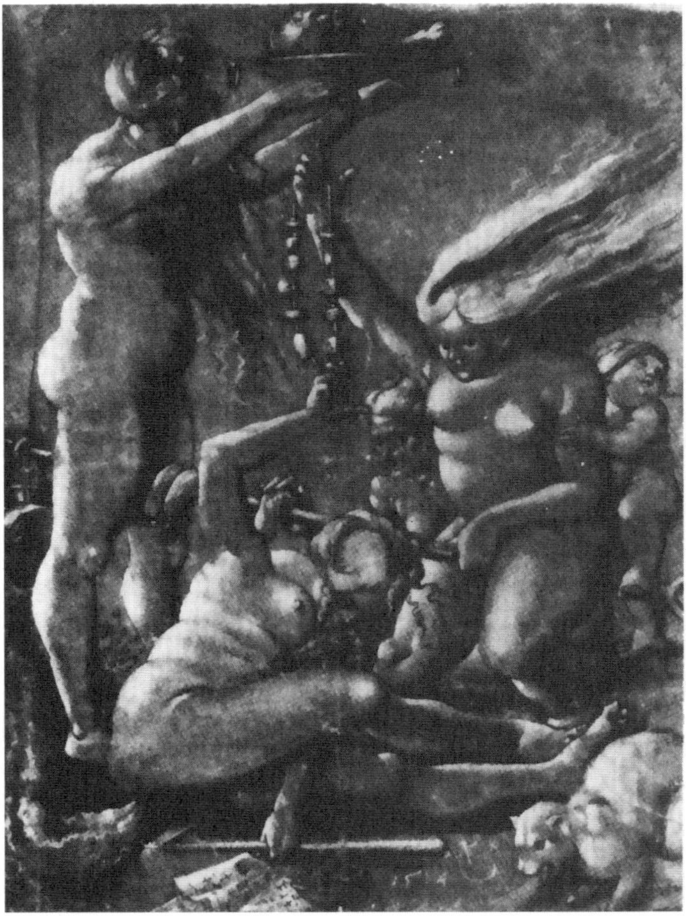

»Hexensabbat«, Hans Baldung, gen. Grien, 1514.

möglich machten; sie verwendeten diese Pflanzen, um Krankheiten zu bringen oder zu nehmen; mit ihrer Hilfe brachten sie Liebe oder Haß; sie machten damit das Wetter und fügten mit den der Pflanze innewohnenden Kräften den Menschen vielerlei Schaden zu.

Der den Hexen nachgesagte Umgang mit den Pflanzen kann dem heutigen Leser kaum verständlich gemacht werden, ohne einiges vom angeblich so verderblichen Tun der Hexen zu erfahren, von dem, was der Volksglaube ihnen zutraut, und von dem, was die Hexengerichte der Inquisition ihnen anlasteten. Es wird an einigen Stellen dieses Buches versucht, die noch heute gängige Vorstellung von der Hexe als häßliches altes Weib, das auf dem Besenstiel zu entfernten Plätzen reitet, um mit dem Satan orgiastische Feste zu feiern, zu korrigieren.

Viele Zeugnisse aus der »Zeit der Verzweiflung«, der Zeit der Hexenverfolgungen vom 15. bis zum 18. Jahrhundert, machen deutlich, daß die damals verfemten, geschundenen und schließlich ausgerotteten Hexen mehr sein mußten als teufelsbesessene Zauberinnen. Es erscheint das Bild der weisen Frau, der Helferin bei Krankheit, in Not und Bedrängnis, eine naturverbundene und die Kräfte der Natur nutzende Frau, die sich dem Zugriff der patriarchalischen Gesellschaft zu entziehen versuchte.

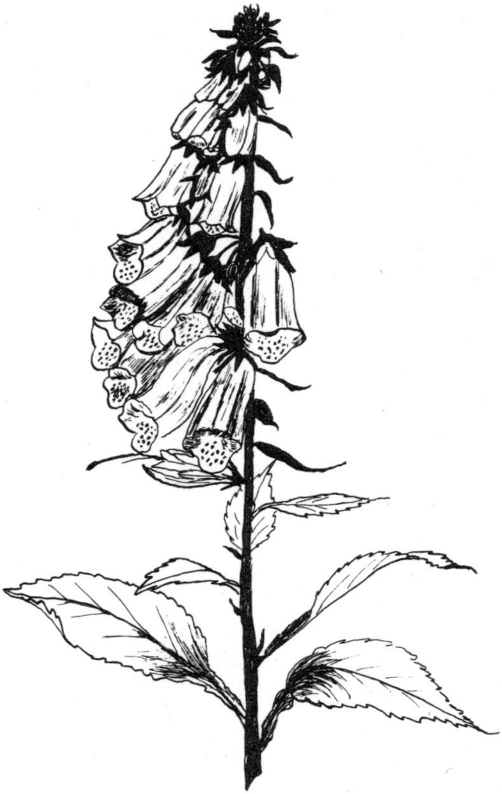

Fingerhut Digitalis purpurea

Pflanzen im Hexenwesen und Teufelskult - eine Einführung

Die Beziehungen zwischen Mensch und Pflanze bilden ein kaum auszuschöpfendes Thema, selbst dann nicht, wenn man unberücksichtigt läßt, daß uns die Pflanze Nahrungsmittel, Futter für die Nutztiere, Gewürze, Heilkräuter, Genußmittel und andere Produkte des täglichen Lebens liefert. Uns Aufgeklärten wird's schwer gemacht, was einigen Naturverbundenen vielleicht noch gelingt, nämlich die echte Lebensgemeinschaft zwischen Mensch und Pflanze nachzuvollziehen.

Am deutlichsten zeigt sich diese Gemeinschaft wohl im Baumkult vergangener Zeiten. Der Baum bot dem Menschen Schutz, Früchte und schließlich Feuerung – daraus mußte sich ein besonderes Verhältnis zwischen Menschen und Baum entwickeln: Die Angehörigen der unterschiedlichsten Kulturbereiche glaubten, daß die ersten Menschen aus Bäumen hervorgegangen seien. Viele andere Beispiele zeugen davon, daß Bäume und bald auch andere Pflanzen geradezu »vermenschlicht« wurden. In der Steiermark schüttete man das erste Badewasser von einem Knaben unter einen Apfelbaum, von einem Mädchen unter einen Birnbaum. Der betreffende Baum trägt dann den Namen des Kindes; verdorrt der Baum, so wird das Kind nicht mehr lange leben. »Die schöne Sitte, bei der Geburt des Kindes einen solchen Lebensbaum zu setzen, kommt leider auf dem Lande immer mehr ab«, beklagt H. Marzell. Gleiches gilt auch wohl für den Brauch, Fruchtbarkeit durch den Schlag mit der »Lebensrute« zu erzwingen, Krankheiten auf Bäume zu »wenden« (zu übertragen), Bäume als Familien- oder Schutzbäume zu verehren u. a.[1] Von Tacitus erfahren wir, daß die Germanen ihre Götter in heiligen Hainen verehrten, der Baum spielte damit im germanischen Götterkult eine herausragende Rolle.

Die Vermenschlichung der Pflanzen bezog sich nicht nur auf Bäume; alles, was da blüht und grünt, hatte einen besonderen Platz im Leben unserer Vorfahren: Krankheiten werden auf bestimmte Pflanzen übertragen; besonders stark duftende Pflanzen konnten böse Geister vertreiben; andere Pflanzen werden wegen ihres auffälligen Aussehens bestimmten Notlagen oder Wünschen zugeordnet und dienten dem Liebeszauber, dem Wachstumszauber, dem Wettermachen und anderen Hexereien.

Wir vernunftbegabten und fortschrittsgläubigen Menschen von heute können über solchen Unsinn nur die Nase rümpfen. Wem allerdings »die Blumen nichts anderes sind als ›Naturgegenstände‹, jeder säuberlich mit einem lateinischen Namen versehen und an einem be-

1. H. Marzell, Die Pflanzen im deutschen Volksleben, Jena 1925, S. 5.

stimmten Platz des Systems eingereiht, ein solcher wird freilich die Volksbotanik als etwas recht Überflüssiges und Müßiges betrachten. Aber wer einmal die Lebenseinheit von Mensch und Pflanze in der Einsamkeit des Waldes oder inmitten einer blumigen Flur gefühlt hat, für den ist all der ›unwissenschaftliche‹ Glaube, mit dem das Volk die heimischen Pflanzengestalten umgibt, kein ungeordnetes Haufenwerk von sonderbaren oder törichten Meinungen.«[1]

Was von vielen Menschen zu allen Zeiten und in verschiedenen Kulturkreisen für Realität genommen wurde, muß tief im menschlichen Bewußtsein verwurzelt sein und ist wohl der eingehenden Untersuchung wert. Die volkstümlichen Bezeichnungen vieler Pflanzen geben deutliche Hinweise darauf, welch große Bedeutung diese Pflanzen im Hexenwesen und Teufelsglauben früherer Zeiten hatten. H. Marzell führt in seinem »Wörterbuch der deutschen Pflanzennamen« mehr als 140mal den Namen Teufel und mehr als 60mal den Namen Hexe im Zusammenhang mit volkstümlichen Pflanzenbenennungen an. Da ist die Rede von Teufelsbart, Teufelsabbiß, Teufelsdreck, Teufelszwirn, Teufelskralle oder von Hexenleiter, Hexenhaar, Hexenwinde, Hexenfurz oder Hexenscheiß und vielen anderen Bezeichnungen, die die enge Verbindung des Volkes zum Teufels- und Hexenglauben dokumentieren.[2]

1. H. Marzell, Die Pflanze im deutschen Volksleben, a. a. O., S. 9.
2. H. Marzell. Wörterbuch der deutschen Pflanzennamen, Stuttgart 1935.

Man muß daran erinnern, daß in vergangenen Jahrhunderten nicht nur die weniger privilegierten Bevölkerungsschichten in einer Welt lebten, die von Dämonen, Teufeln und Hexen bevölkert war. Diese Zauberwesen bestimmten im Verein mit Himmelserscheinungen und Wunderzeichen als Vorboten kommender Ereignisse den Alltag aller Menschen. Dabei bedienten sie sich vornehmlich auch der Kräuter. Es ging darum, durch Einsatz bestimmter Pflanzen, die schon durch gewisse Kräfte, zum Beispiel in der Heilkunde, aufgefallen waren, die Gunst der Geisterwesen zu erwerben; waren doch die Pflanzen, wie auch andere Dinge der belebten und unbelebten Natur selbst, von diesen Geistern bewohnt.
Wahrscheinlich war den Hexen von damals schon bekannt, worum sich Wissenschaftler von heute ernsthaft kümmern: Pflanzen sind Lebewesen mit einem normalen Gefühls- und Seelenleben. Die Hexen wußten, daß von den Pflanzen etwas Besonderes ausgeht, »daß sie alle Eigenschaften von Lebenswesen besitzen und auch äußerst heftige Reaktionen bei der Mißhandlung und Dankbarkeit für Wohltaten äußern«. Sie ahnten, »daß die Bewußtheit der Pflanzen ihren Ursprung in einer feinstofflichen Welt kosmischer Wesen haben konnte, … die von hellsichtigen Kelten und anderen Sensitiven der frühen Zeit in Form von Feen, Elfen, Gnomen, Sylphen und ähnlichen Kreaturen unmittelbar gesehen und erlebt wurden.«[1]

Es waren die zauberischen Kräfte der Pflanze gefordert, die auch im Volksglauben damals schon als Weggefährten der Elfen, Gnome und Dämonen galten. Einige Heilpflanzen waren der Geisterwelt besonders sympathisch, andere, wohl wegen ihres Aussehens, ihres Geruchs oder anderer Ausstrahlungen, fanden durchaus nicht deren Anerkennung. Derjenige, der um diese Kräfte wußte, konnte sich ihrer bedienen und Macht über die Natur gewinnen – der Heilkundige, die Hebamme, der Magier, die Hexe.

Hexenkunst setzt also Kräuterwissen voraus. Es ist zu wenig bekannt, daß der große Arzt Paracelsus (1493–1541) das Kräuterwissen der Hexen in die Heilkunde übernahm und in die damalige Schulmedizin einführte, lange bevor diese Medizin diese Heilwirkungen erklären konnte. Das wurde erst mit den Fortschritten der Naturwissenschaften im 19. Jahrhundert möglich. Daß man bis dahin an den Zauberwirkungen der Pflanzen festhielt, »beruht im letzten Grunde auf zwei freilich ganz irrigen, aber nicht so leicht widerlegbaren Vorstellungen – daß dem Körper außer den bekannten physikalischen Kräften auch noch andere Naturkräfte innewohnen, die wir nicht kennen, und daß moralische

1. Wer sich näher mit Fragen wie »Die sinnlichen Wahrnehmungen der Pflanze«, »Kommunikation jenseits der Naturgesetze«, »Pflanzen erkennen ihren Mörder«, »Philodendren können Gedanken lesen«, u. a. befassen möchte, lese das Buch »Das geheime Leben der Pflanzen« von P. Tompkins und C. Bird, Frankfurt, 1981, dem auch die Zitate entnommen sind.

Kräfte auf physikalische Kräfte unmittelbaren Elnfluß haben«.[1]

G. W. Gessmann ist da anderer Meinung, und er sagt sie auch ohne Umschweife: »Wenn schon die Aufklärung der sogenannten exakten Forschung eifrig daran ist, das Bestehen derartiger geheimer, geistiger Kräfte abzuleugnen, so wird dies Bestreben doch fast täglich durch unerklärbare Vorkommnisse ab absurdum geführt. Da die Wissenschaft sich aber leider auch gar keine Mühe gibt, derartige außergewöhnliche Vorkommnisse zu erforschen und klarzustellen, so erscheint es ganz natürlich, daß der an solche Ereignisse oder Gegenstände sich hängende Aberglaube dadurch nur bestärkt wird.«[2]

Was macht nun gerade die Pflanze im Volksglauben zum zauberträchtigen Wundermittel? Unsere Altvorderen hatten noch nicht für alle Naturerscheinungen eine hieb- und stichfeste Erklärung parat, geheimnisvolle Vorgänge in vielen Bereichen der Natur versetzten sie häufig genug in Erstaunen. Auch die Entwicklung einer Pflanze bot Geheimnisvolles in Fülle: Aus einem winzigen, oft unscheinbaren Samenkorn sproß ein stattliches Gewächs mit farbenprächtigen Blüten und herrlichen Früchten. Dieses Wunder konnte man sich nur so erklären, daß der Pflanze eine innere Kraft, eine

1. F. X. Unger, Die Pflanze als Zaubermittel, Wien. 1858, Nachdruck 1982, S. 2

2. W. Gessmann. Die Pflanze im Zauberglauben, Nachdruck. Den Haag. o. J. S. 2.

Pflanzenseele, zukommt, die in den Bereich des Magischen hineinreicht.
Bot schon die normale Entwicklung der Pflanze Anlaß zur Bewunderung und gar Verehrung, wie mußte dann erst ein Gewächs, das von der Norm abwich, Erstaunen hervorrufen: Gedacht ist hier an Pflanzen, die zur Unzeit blühen (Christrosen, Herbstzeitlose); Pflanzen, die nicht blühen und dennoch Samen hervorbringen (Farnarten); Pflanzen, die auf Bäumen wachsen (Mistel); Pflanzen mit auffallender Blüte oder starkem Geruch (Baldrian, oder andere Kräuter mit hohem Gehalt an ätherischem Öl); Pflanzen mit eigenartig ge-

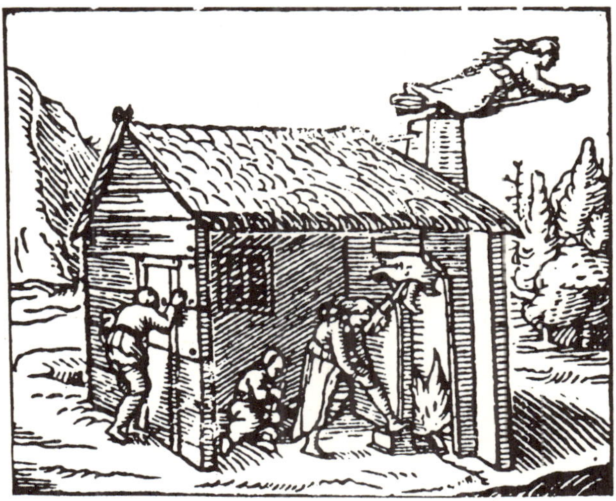

Hexenhaus (ca. 1500)

formter Wurzel (Alraune, Orchideen). Diese und noch andere auffällige Pflanzen hielt man für besonders zauberkräftig.

Pflanzen boten ihre heilenden Kräfte an, sie konnten Liebe oder Haß bringen, sie bezauberten und verzauberten die Menschen, sie hatten Einfluß auf bestimmte Naturkräfte. Der Schweizer Mythen- und Sagenforscher Sergius Golowin hält viel von diesen Zauberkräften der Pflanze: »Die indischen Sagen wissen: In den Kräutern ist die ganze Kraft der Welt. Derjenige, der ihre geheimen Kräfte kennt, der ist allmächtig.«[1] Die Kenntnisse der Zauberpflanzen kam nach dem Volksglauben in erster Linie den Hexen zu; mit ihrer Hilfe konnten sie helfen oder verderben – aber auch den Kontakt zu ihrem Herrn und Meister, dem Teufel, herstellen. Der Umgang mit diesen Pflanzen verlieh den Kräuterweibern, den weisen Frauen und den Hexen die Bewunderung der Mitmenschen; gleichzeitig verbreitete er aber auch Furcht und Abscheu.

1. S.Golowin, Die Magie der verbotenen Märchen. Hamburg 1974, S. 8.

Wer waren eigentlich diese Hexen?

Hexen sind keine Erfindung des finsteren Mittelalters, sie haben zu allen Zeiten und in aller Welt gewirkt. Ihnen wurde schon immer nachgesagt, ihre Macht dadurch auszuüben, daß sie die Dämomen als Verursacher aller wichtigen Ereignisse im Leben des Menschen beeinflussen konnten. Mit genau definierten Zaubersprüchen und nur ihnen bekannten Hilfsmitteln konnten die Hexen die Dämomen hindern, ihre unheilvollen Kräfte einzusetzen, oder sie veranlassen, bei Krankheit und in Notfällen Hilfe zu bringen. So »arbeiten« noch heute die Medizinmänner »primitiver« Völker und die Schamanen in Sibirien oder in Korea.

Schon bald aber ordnete sich der Hexenbegriff einem Stereotyp unter: Hexen sind weibliche Wesen, die »Hagelschlag schicken, böse Stürme und Gewitter, sie verursachen Unfruchtbarkeit an Menschen und Tieren, bringen auch die Kinder, die sie nicht verschlingen, dem Dämon dar … oder töten sie sonst. Sie verstehen auch Kinder, die am Wasser spazieren gehen, ohne daß es einer sieht, vor den Augen der Eltern in das Wasser zu werfen; die Rosse unter den Reitern scheu zu machen, von Ort zu Ort durch die Luft zu fliegen, körperlich oder nur in der Vorstellung; sich und anderen auf der Folter Verschwiegenheit zu bewirken; die Hände derer, die sie fangen wollen, und ihre Herzen mit gewaltigem Zittern zu treffen; das anderen Verborgene zu offenbaren; auch die Zukunft vorauszusagen nach des Teufels Unterweisung; den Sinn der Menschen zu ungewöhnlicher Liebe und Haß zu wandeln; bisweilen, wenn sie wollen, durch Blitzschlag gewisse Menschen oder Tiere zu töten; die Zeugungskraft oder auch die Fähigkeit, das Beilager zu halten, wegzunehmen; Frühgeburten zu bewirken; die Kinder im Mutterleib durch bloße äußere Berührung zu behexen, und den Tod zu bewirken; die eigenen Kinder den Dämonen zu weihen …«[1]

Für die Einstellung der Menschen zum Hexenwesen wurde von großer Bedeutung, daß sich bald eine Trennung in »gute« und »schlechte« Zauberei herausbildete; die »Weiße«, die segenbringende Magie wurde dann streng von der »Schwarzen«, schädigenden Magie unterschieden. Und es war für das weitere Schicksal der Hexen verhängnisvoll, daß das Christentum die Hexen allmählich in die Ecke der Schwarzen Magie abschob. Willfährige Kirchenmänner verbreiteten, daß nun der Teufel die Rolle der Dämonen übernommen habe, die Hexen seien sein Medium; beide wirkten nun in der Welt, um Gott seine Vorrangstellung streitig zu machen.

1. J. Sprenger. H. Institoris, Der Hexenhammer. Übersetzung von J. W. R. Schmidt. München 1982. II., S. 26.

Für dieses Hexenbild sind in erster Linie die gelehrten Geschichtsschreiber verantwortlich, die zumeist erklärte Hexengegner waren. Die wirkliche Hexe stellte sich, zumindest in der Zeit der großen Hexenverfolgungen, wohl anders dar. Sie war Hebamme oder Ärztin – eine weise Frau eben, die weniger durch ihr Äußeres oder durch zauberische Praktiken als vielmehr durch ihre starke Persönlichkeit auffiel. Sie schöpfte ihr Wissen und ihre Kraft aus dem Einssein mit der Natur. »Die Natur selbst macht sie zu Hexen; eine der Frau und ihrem Temperament eigene Naturgabe läßt sie, als Fee geboren, infolge der regelmäßigen Wiederkehr der allgemeinen Aufregung zur Wahrsagerin und aus Vorliebe zur Magierin werden. Durch ihre List, ihre zuweilen phantastische, ja selbst zu Wohlwollen sich neigende Bosheit wird sie zur Hexe, beherrscht das Schicksal und schläfert die Leiden, wenn sie dieselben nicht gar besiegt, wenigstens ein.«[1]

Es wäre zu simpel, das alles nur mit dem schillernden Begriff Magie abtun zu wollen und die weisen Frauen nur als Magierinnen aufzufassen. Sicherlich kann auch die Magie nicht von jedermann praktiziert werden, sie setzt Sensibilität, Begabung und bestimmte Talente voraus.

Aber die Hexe war mehr, die Magie war nur ein Teil ihrer Natur, und dieser Teil wurde ihr zudem noch vom

1. J. Michelet, Die Hexe, Nachdruck der Ausgabe von 1863, Karlsruhe 1977, S. 5.

Volksglauben zugeschrieben. Diese (sogenannte) Magie, die den Frauen von Natur aus zukam, war in Wirklichkeit Ausdruck der wahren Kräfte der Frau, die von den Männern gefürchtet waren. Es war den Männern nicht möglich, die Besonderheiten der Frau, ihre Fähigkeit zu lieben, neues Leben zu schenken oder die Geheimnisse des Mondzyklus und der Menstruation zu begreifen. Deshalb wurden Frauen verachtet und gequält – bis hin zum Massenmord an Millionen von »Hexen«. Das Nicht-Begreifen-Können des Wesens der Frau und die daraus resultierende Verachtung und Verfolgung setzt sich bis in unsere Tage fort.

Die Rolle der weisen Frau und der Hexe in der Heilkunst

Die Hexe mußte nicht magische Kräfte bemühen, wenn sie die Welt in Einklang halten und den Menschen mit der Natur ins Gleichgewicht bringen wollte. Als Hebamme oder Ärztin, als weise Frau und begehrte Gesprächspartnerin hatte sie Zugang zu den intimen Ängsten und Nöten der Mitmenschen. Und das war ihr eigentliches Aufgabengebiet – sie heilte körperliche und seelische Krankheiten und stand deshalb beim Volke in hohem Ansehen. Der Volksglaube allerdings traute den Hexen noch wesentlich mehr zu. War das Gleichgewicht der natürlichen Abläufe gestört, blieb zum Beispiel der Regen aus oder kam er zur Unzeit, war die Ernte auf dem Acker gefährdet und bedrohten Krankheiten Mensch und Vieh, so hatte die Hexe die Ursachen dieser Störungen zu erforschen und Abhilfe zu schaffen.

Die Heilkunde war bis ins Mittelalter die Domäne der Frauen. Die ansonsten von der Männergesellschaft unterdrückte Frau fand hier noch ein Betätigungsfeld, das ihr relative Unabhängigkeit garantierte. Der französische Historiker Jules Michelet stellte das so dar: »Tausend Jahre hindurch war die Hexe der einzige Arzt des Volkes. Die Kaiser, Könige und Päpste, die reichen Barone hatten eigene Doktoren aus Salerno, Mauren und

Juden, aber die Masse jeden Standes, ja man könnte sagen in der Welt, fragte nur die saga oder kluge Frau um Rat. Wenn sie nicht heilte, beschimpfte man sie und nannte sie Hexe. Aber gewöhnlich belegte man sie aus einem mit Furcht gemischten Respekt mit dem Namen ›gute Frau‹ oder ›schöne Frau‹ (bella donna), derselbe Name, den man den Feen gab.«[1]

Die weisen Frauen verfügten über hervorragende Kenntnisse der Heilmittel, unter denen die Heilkräuter eine besondere Stellung einnahmen. Einige der von Hexen entwickelten Kräuterrezepte sind noch heute in Gebrauch. Sie fanden vornehmlich Anwendung bei Erkrankungen des Magen-Darm-Traktes, der oberen Luftwege, zur Schmerzstillung, bei Behandlung von Wunden, Quetschungen und Prellungen und vor allem auch bei Frauenleiden und in der Geburtshilfe. Berühmte Heilpflanzen wie Mutterkorn, Tollkirsche und Fingerhut, die in der Geburtshilfe und bei Herzbeschwerden eingesetzt wurden und auch noch heute Verwendung finden, wurden von den Hexen in die Heilkunde eingeführt. Sicherlich wurden daneben von den Hexen auch viele Kräuter verabreicht, die keinerlei Wirkungen haben konnten. Aber man vertraute den weisen Frauen, und dieses Vertrauen konnte sehr wohl den Heilerfolg unterstützen.

Die Hexen erwarben ihre Kenntnisse nicht auf Univer-

1 J. Michelet a. a. O., S. 6.

sitäten, die waren ihnen versperrt; sie lernten von der Natur und gaben diese Kenntnisse von Generation zu Generatlon mündlich weiter. »Wir wissen nicht, wie diese Frauen zu Hebammen oder Ärztinnen wurden, ob das medizinische Wissen von Mutter auf Tochter weitergegeben wurde und ob den weisen Frauen unter bestimmten Ritualen ihr Wissen vermittelt wurde. Vielleicht sind die Hebammen ursprünglich auch bei rituellen Festen von den Frauen des Dorfes gewählt worden. Solche Wahlen soll es schon im Frühmittelalter gegeben haben, und sie sollen gar unter der Kontrolle der Kirche in Form von ›Sendgerichten‹ stattgefunden haben. W E. Peuckert beschreibt einen Brauch aus dem Sundgau und aus Unterfranken, demzufolge die Hebammen am ›Hirzmontag‹ von den Frauen eines Dorfes auf ein Jahr gewählt wurden.«[1]

Die Betreuung der werdenden Mutter während der Schwangerschaft und bei der Geburt war jedenfalls ausschließlich den Hebammen überlassen. Dabei verlangte schon die normal verlaufende Geburt ein hohes Maß an Erfahrung und Können. Die Hebamme mußte aber auch mit außergewöhnlichen Situationen bei der Geburt fertig werden. Das rechtfertigte das große Vertrauen, das man diesen Frauen entgegenbrachte, und sie wurde bald zur Wissenden, zur weisen Frau, der man auch andere, magische, Fähigkeiten zutraute, die si-

1. Becker/Bovenschen/Brackert u. a., Aus der Zeit der Verzweiflung, Frankfurt 1977, S. 88 f.

cherlich von ihr auch angewendet wurden. Man nahm Zuflucht zu ihr bei Krankheiten, die nicht immer nur aus ihrem medizinischen Erfahrungsschatz heraus geheilt wurden. Man suchte sie auf als »Wenderin«, die die Krankheit auf bestimmte Gegenstände oder Pflanzen wendete (übertrug); auch durch »Besprechen« wurden einige Leiden geheilt. Bis zum heutigen Tage haben diese Besprecherinnen noch Erfolge bei Gürtel- und Gesichtsrose, wenn die Kunst der Schulmedizin versagt hat.

In der von Männern beherrschten Geschichtsschreibung wird die überragende Bedeutung der Frauen für die Medizin völlig ignoriert. Dabei waren sie es, die als Hebamme, Ärztin oder Chirurgin ihren Dienst vor allem in der Gesundheitspflege der ärmeren Bevölkerung versahen. Daneben wurden ihnen bald auch magische Praktiken zugesprochen, die sie außerhalb des medizinischen Bereichs üben sollten: Sie mußten Zauber brechen, Diebe entlarven, gestohlenes Diebesgut zurückholen und die Menschen vor allerlei Mißgeschick bewahren.

In der Bevölkerung war die Hexe zunächst geachtet; jedoch die Verknüpfung von Heilkunst und Magie in der Person der Hexe hat wesentlich dazu beigetragen, das Bild der Hexe in späterer Zeit zu verzerren. Die Haltung den Hexen gegenüber war immer auch ambivalent: Wer Gutes tun konnte, war ebenso in der Lage, Unheil heraufzubeschwören. Der Volksglaube nahm

schließlich für wahr, daß die Hexe mit Dämonen und teuflischen Mächten im Bunde war, und das ihr entgegengebrachte Vertrauen wich »einem mit Furcht gemischten Respekt« und schließlich der Angst vor diesen halbdämonischen Wesen.
Die weisen Frauen waren die Wissenden im Bereich einer Heilkunst, die man mit dem Begriff »Volksmedizin« umschreiben kann. Daneben wurde die »Zaubermedizin« praktiziert, in der ganz andere Gesetzmäßigkeiten herrschen. Den Menschen der damaligen Zeit waren die Ursachen der meisten Krankheiten unbekannt. Was Wunder, daß man hinter den krankhaften Zuständen übernatürliche Mächte vermutete. Geister und Dämonen steckten dahinter, ja sie wurden sogar mit der Krankheit identifiziert. Diesen Krankheiten konnte man nicht mit den Wirkstoffen der Heilkräuter beikommen, hier hilft nur noch ein Gegenzauber. Dazu reichten zunächst relativ einfache Maßnahmen aus. Im Laufe der Zeit werden die Anweisungen zu Gegenzauber immer komplizierter und verworrener. Hinzu kommt, daß im Verlaufe des Mittelalters das Krankmachen nicht mehr nur Sache der Dämonen und Geister war, sondern in stärkerem Maße wurden der Teufel und seine Hexen dafür verantwortlich gemacht. Somit übernahmen gerade die Hexen nach den Vorstellungen des Volkes von der Magie nicht nur die Aufgabe, Leiden zu heilen, sondern auch mit Hilfe des »bösen Blicks«, durch »Verschreien« und andere Praktiken

Krankheiten und Tod zu bringen. Die Magie hatte eine Unmenge von Anweisungen, Talismanen, Amuletten, Zauberformeln und Bannsprüchen zur Verfügung, um den Schadenszauber abzuwenden oder ihm vorzubeugen.

Während des Mittelalters wurde die Frau aus ihrer Position als Ärztin des Volkes verdrängt, die Männer beanspruchten diesen Bereich für sich. Sie scheuten sich nicht, die Kirche und die beginnende Hexenhysterie vor ihren Karren zu spannen, um das Gesundheitswesen ganz unter ihre Kontrolle zu bringen. Ein englischer Hexenjäger liefert den akademischen Ärzten überzeugende Argumente: »Denn das müssen wir immer im Gedächtnis halten, daß wir unter Hexen nicht nur jene verstehen, die töten und quälen, sondern alle Wahrsager, Zauberer, Gaukler, alle Magier, die gemeinhin weise Männer und weise Frauen genannt werden ... und dazu rechnen wir alle guten Hexen, die nicht schaden, sondern Gutes tun, die nicht verderben und vernichten, sondern retten und bewahren ... Es wäre tausendmal besser um dieses Land bestellt, wenn alle Hexen, besonders aber die wohltätigen Hexen den Tod erlitten.«[1]

Inzwischen orientierten sich die medizinischen Fakultäten der Universitäten an naturwissenschaftlichen Erkenntnissen, und die Ärzte setzten sich mit dem Segen

1. Zit. nach B. Ehrenreich, D. English, Hexen, Hebammen and Krankenschwestern. München 1975. S. 17 f.

der von Männern geführten Kirche gegen die weisen Frauen durch. Wie die damals etablierten Ärzte mit ihrer Konkurrenz umgingen, möge die Schrift »Wehmühtige Klag-Thränen der Löblichen höchst-betrangten Artzney-Kunst« des Dr. J. C. Bitterkraut (1677) belegen: »Es will aber auch noch zu allem Überfluß so gar das weibliche Geschlecht in diese löbliche Artzney-Wissenschaft gantz fürwitzig sich mit einmischen; es ist leider zur genüge bekannt, was grosser unzulässiger Stümperey dieses Geschlecht in bedeuteter Artzney-Kunst sich unterfange.« Bitterkraut beschwert sich bitterlich darüber, daß alte Betschwestern, versoffene Kinds-Ammen, greinsüchtige Mütterlein, Wettermacherinnen und Besprecherinnen, auch junge Plaudermetzen und Nachtretterinnen, schmutzige Kuchel-Ratzen und Unter-Mädchen ohne die nötige Vorbildung die Artzeney-Kunst zu ihrem Beruf machen, woran ein gelehrter Mann viel Zeit, Mühe und Arbeit hat aufwenden müsse. »Ja, es kommt nun mehr so weit, daß dergleichen waschhaffte Weiber so gar den Harn beschauen, allerley Mischmasch den einfältigen Leuten um einen ungleich höheren Wehrt, als eine rechtschaffene Artzeney, aus den Apotheken verkaufen. So ist auch unglaublich und zu beschreiben unmöglich, was solche Klüglinge mit (bestimmten Heilkräutern) selbsten anfangen und spielen; wodurch sie dann manche kranke Person, deren Zustände sie nicht einmal erkennen, in die äußerste Lebens-Gefahr stürzen, und sodann

erst einem wohlerfahrenem Doktoren die Hände voll zu tun geben, welche das jenige, so sie frevelhafter Weise verderbet, wieder gut machen sollen.«
Die Diffamierungskampagne führte schließlich dazu, daß schon bald die weiblichen Heilkundigen von ihren männlichen Kollegen aus allen wichtigen Positionen des Gesundheitswesens verjagt waren. Der größte Teil von ihnen endete – als Hexe, Kurpfuscher oder Quacksalber verfemt – auf dem Scheiterhaufen der Hexenjäger.
Und die Kirche erklärte, daß, wenn eine Frau, ohne studiert zu haben, zu kurieren wage, sie eine Hexe ist und sterben muß.[1] Dazu meinte der Mediziner T. S. Szasz: »Aber die weise Frau hatte ›studiert‹. Allerdings war ihr Lehrmeister die Natur, nicht die Evangelien! Im Zeitalter der Religion bedeutet ›studiert sein‹, gelernt zu haben, was die Kirche als die wahren Grundsätze und richtigen Praktiken der verschiedenen Disziplinen definierte und lehrte – genau wie es heute bedeutet, daß man als ›Studierter‹ gelernt hat, was die Wissenschaft als wahr und richtig definiert.«[2]
Das Vorgehen der neuen Ärzte gegen die weisen Frauen möge als ein Beispiel dafür dienen, welches Etikett man den Hexen fürderhin anzuhängen gedachte. Der sich ausformende Hexenwahn sollte nicht nur die weisen Frauen treffen; er weitete sich zu einer beispiellosen Hetze gegen das weibliche Geschlecht aus.

1. Michelet, a. a. O., S. 11
2. T. S. Szasz, Die Fabrikation des Wahnsinns, Frankfurt 1976, S. 87.

Die weise Frau konnte den Menschen helfen, weil sie ihren gesunden Menschenverstand gebrauchte und bewährte Naturkräfte nutzte. Alles, was der Volksglaube ihr darüber hinaus beigab – Macht über die Naturkräfte, Macht über die Dämonen – mochte einigen Hexen zwar schmeicheln, führte letztendlich aber dazu, daß die Kirche alle weisen Frauen mit Häretikern gleichsetzte und sie und unzählige andere Frauen, die niemals Hexen waren, auf den Scheiterhaufen brachte.

Nach Meinung der Kirchenoberen waren die Hexen im Verein mit dem Teufel auf dem besten Wege, die Vormachtstellung der Kirche zu untergraben und das Reich des Bösen zu errichten. Davon waren auch die beiden Dominikanermönche Heinrich Institoris und Jakob Sprenger überzeugt. Sie schrieben das für die Hexen so verhängnisvolle Buch »Der Hexenhammer«, in dem sie all die gängigen Vorurteile gegen die Hexen zusammenstellten und pseudowissenschaftlich verbrämten, um einer Obrigkeit Dampf zu machen, die nach ihrer Meinung die Hexenverfolgung zu lasch anging. Und sie erreichten mit ihrem Machwerk viel mehr; ihr Hexenhandbuch trug wesentlich dazu bei, nicht nur Millionen »Hexen« auf den Scheiterhaufen zu bringen, es verteufelte auch alle Frauen schlechthin.

Worum es im »Hexenhammer« ging, nahm der wegen seines lockeren Lebenswandels bekannte Papst Innozenz VIII. in seiner Bulle »Summis desiderantes affectibus« (1484) ausdrücklich vorweg; diese Bulle wurde auch dem »Hexenhammer« vorangestellt, um ihm mehr Autorität zu verschaffen: »Uns ist neuerdings zu unserem Leidwesen zu Ohren gekommen, daß in einigen Teilen Oberdeutschlands … sehr viele Personen beiderlei Geschlechts, ihrer eigenen Seligkeit vergessend und vom katholischen Glauben abfallend, mit Teufeln, die sich als Incubi und Succubi mit ihnen vermischen, Mißbrauch treiben und mit ihren Verzauberungen, Liedern und Beschwörungen sowie anderen abscheulichen abergläubischen Handlungen, zauberischen Vergehen, Lastern und Verbrechen die Geburten der Weiber, die Jungen der Tiere, die Feldfrüchte, das Obst und die Weintrauben, wie auch Männer, Frauen, Tiere und Vieh aller Art, ferner die Weinberge, Obstgärten, Wiesen, Weiden und das Getreide und andere Erzeugnisse des Bodens verderben, ersticken und umkommen lassen und selbst die Menschen, Männer und Frauen und aller Art Vieh mit grausamen, sowohl innerlichen als auch äußerlichen Plagen belegen und peinigen; daß sie außerdem, daß die Männer nicht mehr zeugen und die Frauen nicht empfangen, daß die Männer die ehelichen Pflichten nicht erfüllen können. Außerdem, daß sie den Glauben selbst, welchen sie beim Empfang der heiligen Taufe angenommen, mit eidbrüchigem Munde verleugnen und andere überaus viele Leichtfertigkeiten, Sünden und Laster durch Anstiftung des Feindes des menschlichen Geschlechts zu begehen und zu vollbringen und sich nicht fürchten, zur Gefahr ihrer Seelen,

zur Beleidigung der göttlichen Majestät und zu sehr vieler Leute Ärgernis und schädlichem Beispiel.«
Der Frauenhaß ist ein durchgehendes Prinzip des »Hexenhammers«, seine Angriffe wenden sich in erster Linie gegen Frauen; und die Frauen stellten schließlich den Großteil der Angeklagten und Verurteilten in den Hexenprozessen. Sie waren eben anfälliger gegenüber den Einflüsterungen des Teufels, und schon diese unsinnige Annahme rechtfertigte die Verachtung und schließlich die Verfolgung der Frauen. Um den frauenfeindlichen Standpunkt zu untermauern, werden im »Hexenhammer« zahllose Zitate eingestreut, etwa nach der Art: »Es ist kein schlimmeres Haupt über dem Zorn des Weibes. Mit einem Löwen oder Drachen zusammen zu sein, wird nicht mehr frommen, als zu wohnen bei einem nichtsnutzigen Weib.« »Es frommt nicht zu heiraten. Was ist das Weib anders als die Feindin der Freundschaft, eine natürliche Versuchung, ein wünschenswertes Unglück, eine häusliche Gefahr, ein ergötzlicher Schade, ein Mangel der Natur mit schöner Farbe gemalt?« Weiter im Originalton »Hexenhammer«: »Was man daher immer an Tadeln liest, können sie verstanden werden von der Begehrlichkeit des Fleisches, so daß unter Weib verstanden wird die Begehrlichkeit des Fleisches nach dem Motto: ›Ich fand das Weib bitterer als den Tod, und selbst ein gutes Weib ist unterlegen der Begehrlichkeit des Fleisches.‹
Andere führen noch andere Gründe an, weshalb sich

die Weiber in größerer Zahl als die Männer abergläubisch zeigen; und zwar sagen sie, daß es drei Gründe seien: der erste ist der, daß sie leichtgläubig sind; und weil der Dämon hauptsächlich den Glauben zu verderben sucht, deshalb sucht er lieber diese auf … Der zweite Grund ist, weil sie von Natur wegen der Flüssigkeit ihrer Komplexionen leichter zu beeinflussen sind zur Aufnahme von Eingebungen gesonderter Geister … Der dritte Grund ist, daß ihre Zunge schlüpferig ist, und sie das, was sie durch schlechte Kunst erfahren, ihren Genossinnen kaum verheimlichen können und sich heimlich, da sie keine Kräfte haben, leicht durch Hexenwerk zu rächen suchen … Aber weil noch in den jetzigen Zeiten jene Ruchlosigkeit mehr unter den Weibern als unter den Männer sich findet, … können wir bei genauerer Prüfung der Ursachen … sagen, daß, da sie in allen Kräften, der Seele wie des Leibes, mangelhaft sind, es kein Wunder, wenn sie gegen die, mit denen sie wetteifern, mehr Schandtaten geschehen lassen. Denn was den Verstand betrifft, oder das Verstehen des Geistigen, scheinen sie von anderer Art zu sein als die Männer.

Der Grund ist ein von der Natur übernommener: weil es fleischlicher gesinnt ist als der Mann, wie es aus den vielen fleischlichen Unflätereien ersichtlich ist. Diese Mängel werden auch gekennzeichnet bei der Schaffung des ersten Weibes, indem sie aus einer krummen Rippe geformt wurde, d. h. aus einer Brustrippe, die gekrümmt und gleichsam dem Manne entgegengeneigt ist. Aus diesem Mangel geht auch hervor, daß, da das Weib nur ein unvollkommenes Tier ist, es immer täuscht …

Es erhellt auch bezüglich des ersten Weibes, daß sie von Natur geringeren Glauben haben; denn sie sagte der Schlange auf ihre Frage, warum sie nicht von jedem Baum des Paradieses äßen? ›Wir essen von jedem, nur nicht etc., damit wir nicht etwa sterben.‹ Wobei sie zeigt, daß sie zweifle und keinen Glauben habe an die Worte Gottes, was alles auch die Etymologie des Wortes sagt: das Wort femina nämlich kommt von fe und minus (fe = fides, Glaube, minus = weniger, also femina = die weniger Glauben hat), weil sie immer geringeren Glauben hat und bewahrt, und zwar aus ihrer natürlichen Anlage zur Leichtgläubigkeit, mag auch infolge der Gnade zugleich und der Natur, der Glaube in der hochgebenedeiten Jungfrau niemals gewankt haben, während er doch in allen Männern zur Zeit des Leidens Christi gewankt hatte.«[1]

1. Hexenhammer, a. a. O. I, S. 97 ff.

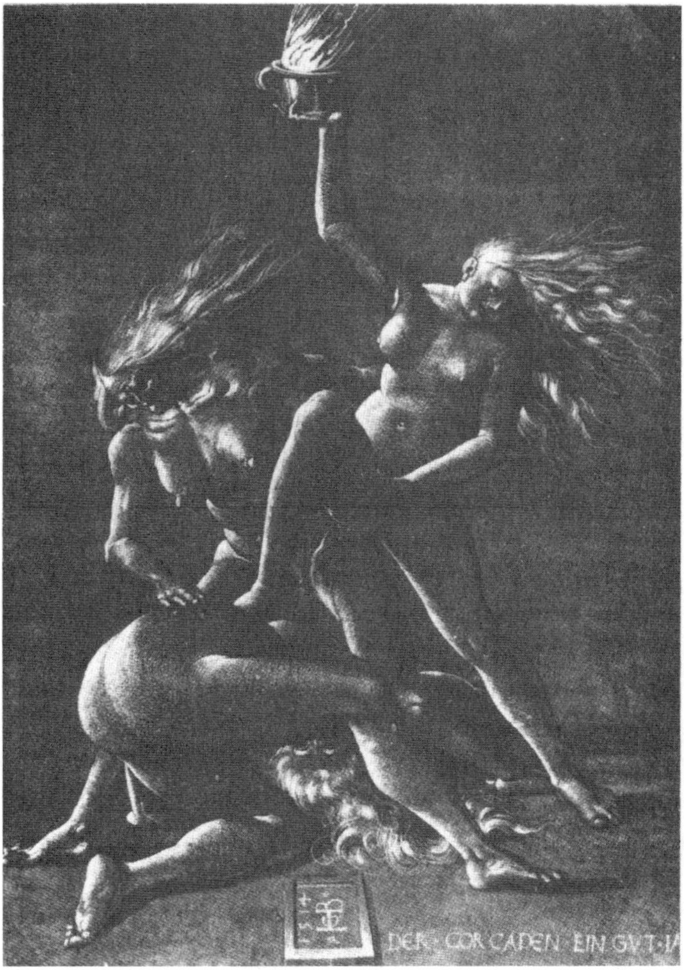

»Drei Hexen beim Einsalben«,
Hans Baldung, gen. Grien, 1514.

Können Hexen fliegen?

Hexensalben

Von allem, was man den Hexen so zutraut, finden die geheimnisumwitterten Hexensalben, mit deren Hilfe sie, der Schwerkraft trotzend, sich den Luftraum erobern und große Entfernungen zum Treff mit dem Teufel überwinden, wohl das größte Interesse. Die Hexen benutzen diese Salben nicht erst seit dem Mittelalter, schon die antiken Hexen bedienten sich ihrer. In der bekannten Erzählung »Der goldene Esel« des Lucius Apuleius (um 125–180 n. Chr.) finden sich neben der Anwendung der Flugsalbe viele andere wesentliche Elemente des Hexenwesens späterer Zeiten:

Lucius, der Held im »Goldenen Esel«, beobachtet heimlich die Hexe Pamphile: »Allererst zieht sich Pamphile fasernackt aus. Nachher schließt sie eine Lade auf, woraus sie verschiedene Büchschen nimmt. Eines von diesen Büchschen öffnet sie und holt daraus eine Salbe, die sie so lange zwischen beiden Händen reibt, bis sie völlig vergangen ist, alsdann beschmiert sie sich damit von der Ferse bis zum Scheitel.

Nun hält sie ein langes, heimliches Gespräch mit ihrer Lampe. Darauf schüttelt und rüttelt sie alle ihre Glieder.

Diese sind nicht sobald in wallender Bewegung, als daraus schon weicher Flaum hervortreibt. In einem Augenblick sind auch starke Schwungfedern gewachsen, hornicht und krumm ist die Nase; die Füße sind in Krallen zusammengezogen. Da steht Pamphile als Uhu! Sie hebt ein gräßliches Gekrächze an und hüpft zum Versuche am Boden hin. Endlich hebt sie sich auf ihren Flügeln in die Höhe und hinaus in vollem Fluge aus dem Erker! Also ward Pamphile vorsätzlicherweise durch ihre magische Wissenschaft verwandelt.«
Lucius, vom Geschauten überwältigt, wollte dem Beispiel der Pamphile folgen. Das Ergebnis seiner Salbung – er hatte den falschen Tiegel erwischt – war allerdings fatal: »Und nun mit allen Kleidern herunter, gierig, die Hände in die Salbe … und über und über alle Glieder meines Leibes gerieben.
Schon schwinge ich zu wiederholten Malen die Arme und versuche zu fliegen. Hoch klopft mir vor Verlangen das Herz, mich nun als Vogel zu sehen. Umsonst! Nicht Busen, nicht Federn wachsen hervor. Zu kurzen Borsten erstarrten alle Haare an meinem Leibe, statt der zarten Haut umhüllt mich ein dickes, derbes Fell. Die Zahl der Finger und Zehen verliert sich an jeder Hand und jedem Fuß in einem Huf, und am Ende des Rückgrads hinten streckt sich ein langer Zagel hinunter.«
Kurzum, Lucius hatte sich in einen Esel verwandelt.[1]

1. L. Apuleius, Der Goldene Esel, München 1961. S. 53 ff.

Daß derartige Salben auch zu längeren Flügen über Feld und Flur taugten, kann man bei alten Schriftstellern wie Ovid, Horaz und Petronius nachlesen. Nachtfahrende Frauen – und auch Männer – gab und gibt es bis heute in vielen Kulturen.

Ein typisches Beispiel für den Flug der Hexen finden wir in den Aufzeichnungen des Inquisitors Pierre le Broussard über gewisse Vorgänge in Arras: »Wenn sie zur Vauderie (Waldenserei) gehen wollten, rieben sie einen Holzstecken mit einer Salbe ein, die ihnen der Teufel gegeben hat, sowie die Handflächen und die ganzen Hände; danach nehmen sie den Stecken zwischen die Beine und fliegen über Dörfer, Wälder und Wasser hinweg, wobei sie der Teufel selber zu den Orten führt, wo sie ihre Versammlung abhalten wollen. Dort treffen sie einander; die Tische sind beladen mit Wein und Speisen, und sie treffen auch den Teufel in Form eines Ziegenbocks, eines Hundes oder eines Affen, aber niemals in menschlicher Gestalt. Sie opfern und huldigen dem Teufel und beten ihn an. Viele geben ihm ihre Seele oder wenigstens etwas von ihrem Körper. Danach küssen sie den Teufel in Gestalt eines Zickleins auf das Hinterteil, mit brennenden Kerzen in den Händen.

Nach der Huldigung schritten sie über ein Kreuz und spuckten darauf, um Christus und die Heilige Dreifaltigkeit zu verspotten. Danach zeigten sie ihr Hinterteil dem Himmel und dem Firmament als Zeichen ihrer Verachtung gegenüber Gott, und nachdem sie genügend gegessen und getrunken hatten, buhlten sie miteinander; und der Teufel nahm die Gestalt eines Mannes oder einer Frau an, und die Männer buhlten mit ihm, wenn er in Gestalt einer Frau, und die Frauen, wenn er in Gestalt eines Mannes war. Sie begingen auch die Sünden der Sodomie und der Homosexualität und andere verabscheuungswürdige Verbrechen gegen Gott und die Natur.«[1]

Auch wenn man unterstellt, daß die Menschen der damaligen Zeit für okkultistische Phänomene weit empfänglicher waren als wir heute, bleibt dennoch die Frage, ob man davon überzeugt war, daß die Hexen wirklich fliegen konnten und auf dem Sabbat solche Dinge taten.

Eine Antwort auf diese Fragen könnten vielleicht die Hexensalben geben. Die Abbildung S. 13 zeigt einen um das Jahr 1500 gefertigten Holzschnitt.

Ein Mann beobachtet heimlich die Vorbereitung und die Ausführung des Hexenfluges zum Sabbat. Die Darstellung erinnert an die Beobachtungen des Lucius im »Goldenen Esel«.

Einen umfassenderen Eindruck von den damaligen Vorstellungen des Hexenwesens vermittelt ein Bild des Malers Michael Heer aus dem Jahre 1650. Vor allem die Vorbereitungen zum Sabbat-Flug werden hier deutlich dargestellt. (s. S. 14)

1. Zitat nach C. J. Baroja, Die Hexen und ihre Welt, Stuttgart 1967.

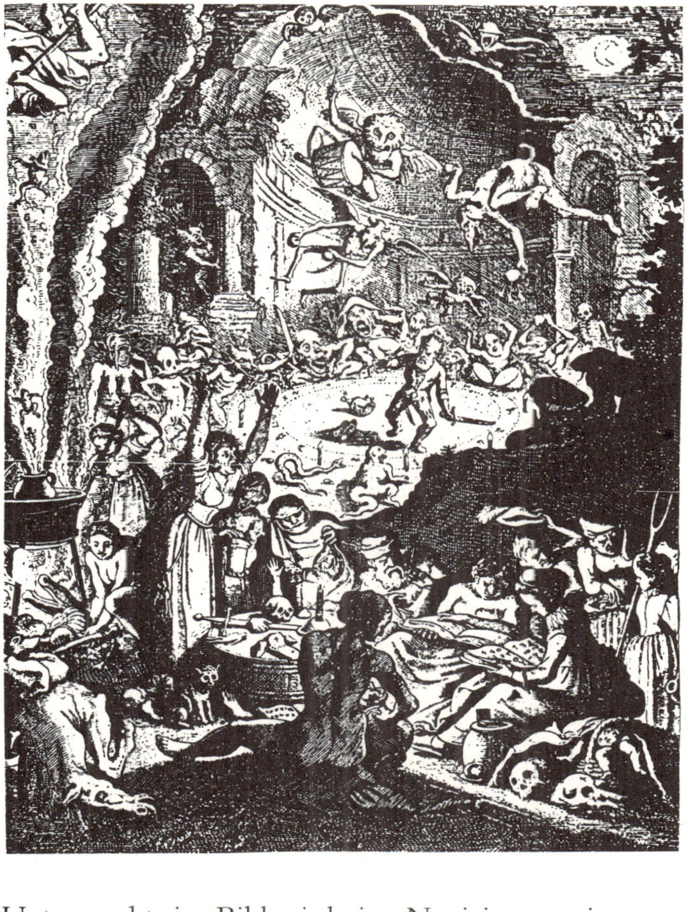

Unten rechts im Bild wird eine Novizin von einer erfahrenen Hexe in die Geheimnisse des Hexenkults eingeweiht. Zwei andere Frauen studieren unter Anleitung eines älteren Hexenmeisters die Zubereitung von He-

xensalben. Im Vordergrund rechts ist eine entkleidete Frau zu sehen, die die Kunst der Salbenbereitung bereits beherrscht, sie braucht die schriftlichen Anweisungen dazu nicht mehr. Links im Vordergrund bedienen sich zwei Frauen berauschender Zaubermittel. Sie werden wohl anschließend vom Boden abheben und zum Sabbat fliegen, der im Hauptteil des Bildes ausführlich wiedergegeben wird.
Aus der Fülle der uns überlieferten Zeugnisse jener Zeit soll hier aus des »Blockes-Berges Verrichtung« des Johannes Prätorius (1669) zitlert werden, die eine Darstellung der Sabbat-Orgien versucht.

»Sieh wie die teufflisch Hexen-Rott,
nachdem sie hat verläugnet GOTT
gantz schrecklich bey nächtlicher Zeit
suchet hie ein elende Freud,
bald auf ein Berg bald in ein Thal,
in öden Oertern überal,
da ihn der Teuffel samt den seinen
so schrecklich scheußlich thut erscheinen,
daß man sich billich fürchten solt
und solchem Spiel werden abhold.
Seind ihr doch viel, ja gantze Schaaren,
so ungestüm zusammen fahren,
etlich auff Gabeln in der Lufft,
fahren über hohe Berge und Klufft,
andre kommen daher auff Drachen,

etlich auff Bock sich reitend machen,
Ein die Ander Lockt herbei,
da man sie lehrt die Zauberey.
Diese lehrt das Gift bereiten,
ein anderer viel Zeichen deuten,
etliche bringen zu die Nacht
mit fressen, sauffen über Macht.
Ja andere seyn gar so verrucht,
treiben mit dem Teuffel Unzucht.
Die übrigen sind bey dem Reyen (Reigen)
und sich mit Tantzen thun erfreuen.
Bei ihnen auch stetig auffahrt
scheußlicher Thier mancherley Art,
als Katzen, Schlangen, Kröten und Eul,
so machen ein schrecklich geheul.
Solchs ist ihr Lust, biß sie nach Jahren
zur Höllen mit dem Teuffel fahren.«[1]

Die Schilderung in »Des Blockes-Berges Verrichtung« entspricht den in den Hexenprozessen erfolterten Aussagen. Die Inquisitoren sahen keine Veranlassung, diese Aussagen als Hirngespinste abzutun, dadurch wäre die Rolle des Teufels bei diesem Geschehen zu weit heruntergespielt worden. »Die ideologische Funktion, die ihm (dem Teufel) zugedacht war, nämlich ein mächtiger Feind und Verführer der Christenmenschen zu sein,

1. Zit, nach H. Biedermann. Hexen, Graz 1974, S. 271.

hätte er kaum erfüllen können, wenn ihm nichts als die Rolle des Gauklers geblieben ware, der in den Hexen ein bloßes Blendwerk aufflammen ließ.«[1]

Können Hexen nun wirklich fliegen? Oder gibt es eine einfache Erklärung für diese Flüge und die dabei erlebten Abenteuer?

Die Erklärung müßte in den Hexensalben zu suchen sein, denn jedem Flug ging das Einreiben mit bestimmten Salben voraus. Nach den Erkenntnissen der Hexenforscher enthielten diese Salben gefährliche Pflanzengifte, und die Hexen, die sich damit einrieben, schwebten in Lebensgefahr. Dennoch ist kein Fall bekannt geworden, daß Hexen bei den Experimenten mit der Salbe Schwierigkeiten bekamen. Sie waren zu gut mit den Giftpflanzen vertraut, um entscheidende Fehler zu begehen. Sie wußten genau, welches Kraut in welcher Dosierung und in welcher Kombination mit anderen Pflanzen zu verwenden war. Die besondere Kunst der Hexen bestand darin, die einzelnen Komponenten so zusammenzustellen, daß sogar die Vorgänge des Sabbat in der richtigen Reihenfolge abliefen. Das Geheimnis der Salben nahmen die Hexen mit in den Tod. Jedenfalls ist bis auf den heutigen Tag keine zuverlässige Rezeptur für Hexensalben überliefert worden.

Die Protokolle der Hexenprozesse sagen über Art und Zusammensetzung dieser Salben wenig aus, auch die

1. H. P. Duerr, Traumzeit, Frankfurt 1978, S. 16.

peinliche Befragung brachte dazu keine weiteren Details. Für die Inquisitoren stand fest, daß die Hexen die Salben vom Teufel persönlich erhielten. In der frühen »Hexenliteratur« finden sich allerdings einige Hinweise auf diese Salben. Hier ein Beispiel aus Goedelmanns »Tractatus de magis« (1591): »Ein Edelmann in Magdeburg hatte eine Magd. Die hatte ihm lange und treu gedient, war aber zuletzt der Zauberei und Blocksbergfahrt angeklagt worden. Von ihrem Herrn deshalb zur Rede gestellt, gestand sie ihm, daß sie die nächste Nacht durchaus auf den Brocken müsse. Der Edelmann rief den Pfarrer und einige andere Männer herbei, und sie bewachten die Frau während der Nacht auf das sorgfältigste. Nachdem sie sich gesalbt hatte, verfiel sie in einen so tiefen Schlaf, daß sie weder in der Nacht noch am folgenden Tag erweckt werden konnte. Als sie endlich wieder zu sich gekommen war, ließ sie sich nicht ausreden, daß sie wirklich auf dem Blocksberg zum Tanz gewesen sei.«[1]

Das Fliegen zum Blocksberg muß also mit der Anwendung der Salbe im Zusammenhang stehen. Die Gelehrten, die sich schon damals mit Hexenfragen auseinandersetzten, zeigten deshalb großes Interesse für diese Salben. Bekannt wurden vor allem die Untersuchungsergebnisse des Gianbattista Porta, die er 1589 in seiner »Magia naturalis« niederlegte: »... wird daselbst angeführt, wie die Hexen-Salbe zugerichtet werde, bei wel-

1. Zit. nach C. J. Baroja, a. a. O., S. 314.

cher zwar viel und mancherley Aberglauben mit unterlauffe, doch gleichwohl auch viel natürliche Krafft dabey verborgen stecke. Sie wollen aber ein gewisses Fleisch kochen in einem Kessel mit Wasser, und das oben schwimmende Fett abnehmen, das andere aber stark einsieden und behalten: hernach diese Materien vermischen mit Epfig (Sellerie), Wolfswurtz (Eisenhut), Pappelzweigen und Weyrauch. Oder sie sollen auch nehmen Wasser-Merck, Ackerwurtz, Fünff-Fingerkraut, Fledermausblut, Nachtschatten und Oel, und eine Salbe daraus machen. Wenn sie sich nun damit schmieren, und die Glieder wohl damit reiben, daß sie roth, und das Fleisch locker, die Schweiß-Löchlein aber offen werden, thun sie Fett oder Oel darüber her, daß die Säffte hineindringen, und die Würckung desto stärker werde. Dahero bedünkt sie dann, daß sie beym Monden-Schein in der Nacht umfahren, Schlemmen, Saiten-Spiel hören, Tantzen, und bei schönen jungen Gesellen sind, die sie lieb haben, und dergleichen, weil nemlich ihre Einbildung und Phantasie mit solchen Dingen gantz erfüllt, besessen und eingenommen worden. Wie sie dann auch von Natur geneigt seyn, ein Ding leicht zu glauben, und Tag und Nacht an nichts anders gedencken. Worzu auch noch dieses hllft, daß sie nicht viel anders als Mangolt, Wurtzeln, Castanien und Hülsen-Früchte essen.«[1]

1. Zit. nach H. Biedermann, a. a. O., S. 13.

Dieses Rezept einer Hexensalbe enthält außer »Nachtschatt«, von dem man nicht genau weiß, welches Nachtschattengewächs Porta damit meint, keine Pflanze, die einschläfernde Wirkung hat.
Andere gelehrte Männer der damaligen Zeit wie Hieronnymus Cardanus, Weyer, Paracelsus u. a. erweitern das oben erwähnte Rezept und fügen die Nachtschattengewächse Bilsenkraut, Tollkirsche, Stechapfel und Mandragora (Alraune) hinzu. Häufig ist auch noch die Rede von Schierling, Taumellolch, Mohn und Hanf.
Eigene Nachforschungen und auch wohl die Versuchsergebnisse vieler Generationen von gelehrten Ärzten, Botanikern und Apothekern fließen in einem Buch Stanislaus Guaitas zusammen, dem er den Titel »Eluctuarium satanicum« (Teufelsmus) gab. Dieses Mus hat diese Zusammensetzung:[1]
3 g Rizinusextrakt, 50 g Opiumextrakt 30 g Extrakt aus schwarzer Betelnuß (gemeint ist Datura metel, eine Stechapfelart), 6 g Extrakt aus Fünffingerkraut, 15 g Extrakt aus Tollkirsche, 15 g Extrakt aus Bilsenkraut, 15 g Extrakt aus Schierling, 250 g fetter Extrakt aus Indischem Hanf, 5 g Extrakt der Spanischen Fliege mit Tragantzucker und Puderzucker.
Diese Menge reicht für elf »Reisen«, sie wurde nicht als Salbe aufgetragen, sondern in kleinen Portionen geschluckt. Wenn man Menge und Art der giftigen und

1 Zusammengestellt nach W. Schmidtbauer, G. Scheidt Handbuch der Rauschdrogen, Frankfurt 1982, S. 60.

berauschenden Pflanzen- und Tierextrakte berücksichtigt, stellte diese Menge einen ziemlich »starken Tobak« dar, auch wenn nicht angegeben ist, welche Pflanzenteile mit welchen Konzentrationen an wirksamen Inhaltsstoffen gemeint sind. Aber da man nichts versäumen wollte, nahm man Schierling für die Betäubung, die Nachtschattengewächse ebenfalls für die Betäubung, aber auch für Halluzinationen und erotische Träume, und das Kanthadirin der spanischen Fliege für beides.
Ein Überblick über alle heute noch verfügbaren Flugsalben-Rezepte früherer Zeiten läßt bei aller Unterschiedlichkeit doch viel Gemeinsames erkennen. Der Fettanteil sollte aus Kinderfett bestehen, wenn möglich, aus dem Fett ungetaufter Kinder, die sich noch im Stande der Erbsünde befanden. Das Fett sollte aber auch das Eindringen der übrigen Wirkstoffe der Salbe in die Haut fördern. Wesentlichere Bestandteile der Salbenmischungen waren die Auszüge aus den Nachtschattengewächsen (Alraune, Tollkirsche, Bilsenkraut, Stechapfel), Taumellolch, Schierling, Sturmhut (Eisenhut). Dazu kommen in vielen Fällen noch Mohn und Indischer Hanf, ebenfalls Pflanzen mit halluzinogenen Wirkungen. Neben diesen Kräutern mit ziemlich genau definierten Wirkstoffen findet man in den Salben häufig noch Pflanzen, wie Sellerie oder Fünffingerkraut, denen eine allgemeine magische Wirkung zugeschrieben wurde.

Salben, die aus solchen Pflanzen zusammengestellt wurden, dienten einigen heutigen Forschern – Toxikologen und Völkerkundlern – als Grundlage für Selbstversuche; darauf wird später noch eingegangen. Es folgt zunächst eine kurze Besprechung der wichtigsten Bestandteile der Hexensalben. In den folgenden Abschnitten wird aus diesen alten Kräuterbüchern zitiert:

Otho Brunnfelß, Kontrafayt Kreuterbuch, Straßburg, 1532
Leonhart Fuchs, New Kreuterbuch, Basel, 1543
Kreuterbuch des Pedacii Dioscorides, bearbeitet von Johannem Danzium und Pedro Uffenbach, Frankfurt, 1610
H. Bock, New Kreutterbuch, Straßburg, 1539
P. A. Matthiolus, Neuw vollkommentliche Kreuterbuch, Venedig, 1562
J. T. Tabernaemontanus, New Kreuterbuch, Frankfurt 1588
Gart der Gesundheit (Hortus sanitatis, deutsch), Mainz, 1485

Die Zitatstellen wurden nicht in den Anmerkungen ausgewiesen. Die Texte der angeführten Autoren werden nur dann leicht verändert wiedergegeben, wenn es das bessere Verständnis des heutigen Lesers erfordert.

Die Bestandteile der Hexensalben

Die Nachtschattengewächse

Tollkirsche *Atropa belladonna*
(Schlafbeere, Teufelskirsche, Wolfbeere)

Beschreibung, Vorkommen
Die Tollkirsche ist eine mehrjährige, staudige Pflanze mit kräftigem, verzweigtem Wurzelstock. Der bis zu 1,50 m hohe, verästelte Stengel trägt elliptische bis eiförmige Blätter. Die glockenförmigen Blüten sind bräunlich-violett, sie bringen schwarz-glänzende Beeren hervor, die einer Kirsche ähneln. Die ganze Pflanze ist von klebrigen Haaren bedeckt. Blätter, Blüten und die süß schmeckenden Früchte sind giftig. Die Tollkirsche gehört zu den Nachtschattengewächsen, zu denen man außer der Kartoffel, der Tomate, der Paprika und dem Tabak auch noch Bilsenkraut, Alraune und Stechapfel zählt.
Die Tollkirsche ist in Süd- und Mitteleuropa heimisch, sie wird für pharmazeutische Zwecke in der UdSSR, auf dem Balkan und einigen anderen europäischen Ländern in großen Kulturen angebaut. Wildwachsend kommt diese Pflanze bei uns in schattigen Bergwäl-

dern, auf Kahlschlägen, in Lichtungen, vor allem auf kalkhaltigen Böden vor.

Inhaltsstoffe

Die Blattdroge enthält 0,3–1,0% Gesamtalkaloide; Alkaloide sind basische stickstoffhaltige Kohlenstoffverbindungen mit recht unterschiedlichem, meist kompliziertem Aufbau. Sie haben eine bestimmte, oft schwerwiegende Wirkung auf das Nervensystem des tierischen Organismus.

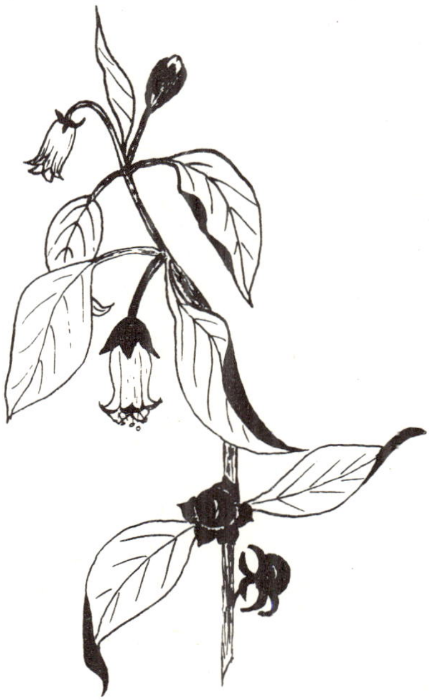

Das Hauptalkaloid der Tollkirsche ist das L-Hyoscyamin; in frischen Blättern findet man nur dieses Alkoloid. Erst beim Trocknen der Blätter bildet sich Atropin, das dem Hyoscyamin chemisch sehr ähnlich ist (Hyoscyamin dreht das polarisierte Licht links, während Atropin optisch inaktiv ist). Trotz dieser geringfügigen Unterschiede im chemischen Aufbau, die in einer Formel nicht auszudrücken sind, sondern nur ihren Niederschlag in der geometrischen Struktur der Moleküle finden, sind dennoch Unterschiede in der Wirkweise dieser beiden Alkaloide festzustellen: L-Hyoscyamin wirkt doppelt so stark wie Atropin.
Neben diesen beiden Alkaloiden sind in der Tollkirsche in geringen Mengen noch die Alkaloide Scopolamin, Apoatropin und Belladonnin enthalten.

Wirkweise
L-Hyoscamin und Atropin wirken gleichartig auf den Menschen; sie erregen zunächst das zentrale, daneben lähmen sie das periphere Nervensystem.
Die zentral-erregende Wirkung betrifft vor allem das Groß- und Zwischenhirn und das verlängerte Rückenmark. Bei steigenden Dosen sind diese Symptome zu beobachten: Zunächst macht sich eine lebhafte Munterkeit bemerkbar, die von heftigem Bewegungsdrang und Redefluß mit unmotivierten Lachanfällen begleitet ist. Es folgen Verwirrungszustände mit Halluzinationen, die vor allem das Erleben sexueller Ausschweifungen

mit großer Wirklichkeitsnähe beinhalten. Danach schlägt die zentrale Erregung allmählich in eine zentrale Lähmung um; der Betroffene wird ruhiger und fällt schließlich in einen tiefen Schlaf. Steigert man die Dosis noch weiter, sinkt die Körpertemperatur stark ab und der Tod erfolgt schließlich durch Lähmung des Atemzentrums.
Die peripher-lähmende Wirkung setzt schon bei geringen Dosen ein; in diesem Falle werden bestimmte Nervenenden betroffen; dabei wird die Funktion des Acetylcholins gestört, das für die Übertragung von Nervenreizen auf das Erfolgsorgan verantwortlich ist. Betroffen ist vor allem das parasympathische Nervensystem, das Verdauungsvorgänge, Speichelsekretion, Herzschlag, Pupillenkontraktion u. a. steuert.
Sehr deutlich ist die periphere Wirkung des L-Hyoscyamin/Atropin am Auge abzulesen, es erweitert die Pupillen infolge der Lähmung des Irismuskels, erhöht den intrazellulären Druck und schaltet die Akkomodation aus.
Das in geringerer Menge in der Tollkirsche enthaltene Scopolamin hat qualitativ die gleiche Wirkung wie das Atropin, es mildert jedoch die Erregungszustände, die durch Atropin hervorgerufen werden, und formt sie wahrscheinlich in lebhafte Traumbilder des folgenden Tiefschlafs um.
Ein Aspekt der Wirkweise des Atropins, der dieses Alkaloid als Bestandteil der Hexensalben so bedeutsam

macht, soll hier noch hervorgehoben werden. Der Toxikologe Erich Hesse berichtet von einer 54jährigen Frau, die die verschriebenen Atropintropfen nicht ins Auge träufelte, sondern schluckte. Sie geriet in einen Rausch, in dem sie nicht nur mit ihrer Zimmerwirtin lesbisch zu verkehren versuchte, sondern auch deren Bräutigam unverblümt zum Geschlechtsverkehr aufforderte. Nachdem sie den Rausch ausgeschlafen hatte, konnte sie sich an nichts mehr erinnern.[1]

In der Medizin werden Tollkirschen-Auszüge noch heute zur Behandlung bestimmter Formen von Verstopfung, bei Gallenkoliken und Asthma (Asthma-Zigaretten) verordnet. Auch beim Bettnässen, das durch Spasmen bedingt ist, kommt diese Droge zum Einsatz. Atropin-Präparate werden auch als Mittel gegen Seekrankheit eingesetzt, da sie Erbrechen verhindern können.

Geschichte und Geschichten

Der Gattungsname Atropa wurde von Linné der griechischen Mythologie entlehnt; Atropos war die griechische Schicksalsgöttin, die den Lebensfaden durchschnitt – wenn's sein mußte, auch mit Hilfe der Atropa belladonna. Übrigens, der Artname belladonna – »Schöne Frau« – wird von der pupillenerweiternden Wirkung des Hyoscyamins/Atropins hergeleitet; schon die veneziani-

1. E. Hesse, Rausch-, Schlaf- und Genußmittel, Stuttgart 1966, S. 84.

schen Damen benutzten dieses Mittel, um besonders interessant und verführerisch zu erscheinen. Es gibt noch viele Namensdeutungen, die sich an die Wirkung dieser Pflanze anlehnen, eine soll noch erwähnt werden: Jules Michelet, ein Kenner der »Hexenscene«, meinte, daß belladonna, »schöne, weise Frau«, eine Bezeichnung war, die der Hexe als guter, weiser Frau zukommt.
In den alten Kräuterbüchern wird die Tollkirsche nicht eindeutig beschrieben. Dioscorides stellt in seinem Kräuterbuch zwei Pflanzen vor, die unserer heutigen Tollkirsche ähneln: Schlaffbeerlin und Dollkraut. Vom Dollkraut schreibt er: »Die Wurtzel eines halben quentlins schwer mit Wein getruncken, macht, dass einem vergnügliche und liebliche, jedoch eytle Fantaseyen und Bildnuß fürkommen in den Gedanken und Gemüt. Derselbigen Wurtzel zwey quentlin schwer mit Wein getruncken, macht eine Bewegung des Gemüts und ein Unsinnigkeit drey Tage lang, vier quentlin eingenommen, tödten den Menschen.«
Vor allem der Name Dollkraut weist deutlich auf die Giftwirkung der Tollkirsche hin; auch die Benennung der folgenden Zeit unterstreicht das: Man nannte sie Laethale (Todbringende), Furiale (Rasende) und schließlich Tollkirsche. Erst im 18. jahrhundert wurde sie als Heilpflanze genutzt und im wesentlichen in der gleichen Weise wie heute angewandt. Dennoch ist auf die Vergiftungsgefahr durch die Tollkirsche, vor allem für Kinder, eindringlich hinzuweisen. Die appetitlich aussehenden,

schwarz-glänzenden Beeren dieser Pflanze verführen Kinder immer wieder, sie zu probieren. Auch Selbstmörder bedienen sich häufiger der Auszüge aus dieser Pflanze, seit sie als Extrakt oder als Reinalkaloide bei verschiedenen Krankheiten öfter verschrieben werden.«

Der Volkskundler Ritter von Perger hat noch eine weitere Wirkung der Tollkirsche ausgemacht: »Die Tollkirsche soll übrigens eine ähnliche Eigenschaft wie der Arsenik besitzen und, in sehr kleinen Gaben genommen, fett machen. Daher ist es auch in manchen Gegenden Sitte, den Pferden einige getrocknete Tollkirschenstengel unter das Heu zu mengen, damit sie beleibt und muthig werden.«[1]

Eine besondere Bedeutung hatte die Tollkirsche als Bestandteil der Hexensalben. Zusammen mit Auszügen aus anderen Nachtschattengewächsen wie Bilsenkraut, Stechapfel und Alraune wurden sie zu Salben verarbeitet und auf die Schleimhäute der Genitalgegend, auf die Stirn und unter die Achselhöhle gerieben. Die so erlebten Halluzinationen mit erotischen Exzessen und der Buhlschaft mit dem Teufel bildeten später die wesentlichen Grundlagen der inquisitorischen Hexenprozesse. Diese Rauscherlebnisse der Hexen wurden von den Hexenrichtern als wahre Erlebnisse der angeklagten Frauen erkannt und als Beweise für die Schuld der Hexen angesehen. Es wird auch berichtet, daß bei den He-

1. A. Ritter von Perger, Deutsche Pflanzensagen, Stuttgart 1864, S. 183.

xenverhören diese Salben angewandt wurden, um die so erzeugte Verwirrtheit der Angeklagten zu Geständnissen zu nutzen.

Bilsenkraut *Hyoscyamus niger*
(Toll-, Zigeuner-, Schweinekraut, Dolldill)

Beschreibung, Vorkommen
Das Unheimliche, mit dem der Volksglaube seit jeher das Bilsenkraut umgibt, wird schon im Äußeren sichtbar: Die ein- bis zweijährige, bis zu 70 cm hohe Pflanze mit den zottig behaarten, gesägten Blättern fühlt sich klebrig an und strömt einen widerlichen Geruch aus.

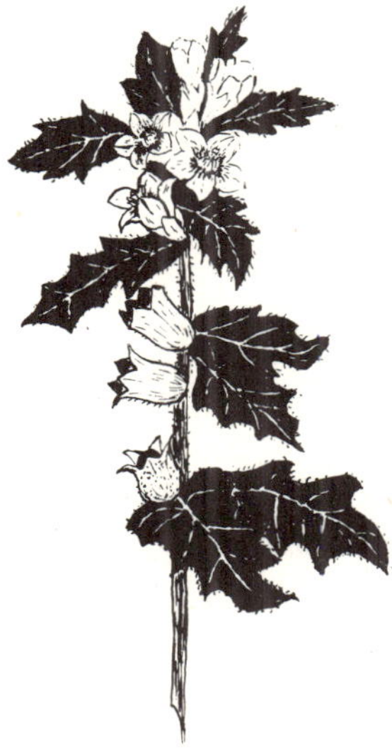

Die großen schmutzig-gelben Blüten haben violette Adern. Mit seinem düsteren Aussehen paßt dieses Kraut gut in seine Umgebung: Sie wächst vornehmlich auf Schuttplätzen, in Ruinen, auf ungepflegten Friedhöfen. Die Pflanze ist allerdings bei uns recht selten geworden. Wildwachsend kommt das Bilsenkraut in Europa und in West- und Nordasien vor. Als Droge wird es hauptsächlich in Polen, den Balkanländern und auch in Rußland, Pakistan, Brasilien und Australien kultiviert.

Inhaltsstoffe
Die Blattdroge enthält bis zu 0,2 % Gesamtalkaloide, also beträchtlich weniger als die Tollkirsche. Hauptalkaloide sind auch hier L-Hyoscyamin und Atropin. Daneben findet sich noch Scopolamin in höherer Konzentration als bei der Tollkirsche. Zu erwähnen sind noch die Nebenalkaloide Apoatropin und Cuskhygrin. Scopolamin ist chemisch sehr ähnlich strukturiert wie L-Hyoscyamin.

Wirkweise
Aufgrund der Inhaltsstoffe sind vom Bilsenkraut ähnliche Wirkungen auf den Menschen zu erwarten wie von der Tollkirsche: Hautrötung, trockener Mund, Pupillenerweiterung, zentrale Erregung bis zur Tobsucht, danach Beruhigung, Tiefschlaf; Todesfälle sind in der Literatur nicht beschrieben, wohl deshalb nicht, weil die Dosierung sehr hoch sein müßte.

Welche Wirkung das Scopolamin hat, wird von Lewin so beschrieben: »Sie (die Kranken, die mit Scopolamin behandelt wurden) fühlen im Kopf einen Druck, wie wenn sich ein schwerer Körper auf denselben lagern würde. Gleichzeitig stellt sich das Gefühl ein, wie wenn eine unsichtbare Kraft die Lider niederdrücken würde. Die Gegenstände erscheinen dem unscharf sehenden Auge in die Länge gezogen. Es erscheinen bei offenen Augen allerlei Halluzinationen des Gesichts, z. B. ein schwarzer Kreis auf silberner oder ein grüner auf goldener Grundlage. Auch Geruch und Geschmack erleiden Veränderungen. Im Schlafzustande umgaukeln Phantasmen das Individuum.«[1]
In der Medizin wird diese Droge auch heute noch in ähnlicher Weise wie Atropa belladonna verwendet. Da der Alkaloidgehalt des Bilsenkrautes niedriger liegt als bei der Tollkirsche, müssen höhere Dosen verabreicht werden.

Geschichte und Geschichten

Durch die Jahrhunderte spielte das Bilsenkraut als Heil- und Giftpflanze eine bedeutende Rolle. Es wird schon auf den sumerischen Tontafeln (4000 v. Chr.) erwähnt; bei den Griechen stand dieses Kraut als Zaubermittel in hohem Ansehen. So wird vermutet, daß die Priesterinnen des Orakels von Delphi ihre Weissagungen unter

1. L. Lewin, Phantastica, Nachdruck der Ausgabe von 1927. Linden 1980, S. 176 f.

dem Einfluß des Rauches vom Bilsenkraut machten. Als Schlaf- und Schmerzmittel wird Bilsenkraut seit jeher genutzt. O. Brunnfelß schreibt ihm diese »Kräfft und Artzeneyen« zu: »Der safft von dißem Kraut und samen macht schlaffen, würt auch zu solchen unguenten gebraucht und leget schmertzen. Mit mehl über das podagram gelegt stillet das weh. Schlaffen zu machen. Mach ein foment aus dißem Kraut umb die füß, stirn und schläffe ... darnach nim dißes samens, eyerklar, frawenmilch, ein wentzig essig und mach ein sälblein daraus.«

L. Fuchs hält dagegen, daß Bilsenkraut zwar »schmertzen lindern und den schlaaf zu machen« imstande ist, man sollte es aber »mit guter bescheydenheyt« gebrauchen: »Das habe ich gemeldet von der landstreicher wegen, die zu zeiten ungeschickt mit den Bilsen umgehen. Aber wenn ein Obrigkeyt, der es zusteht, ein einsehen hätte und diesen lotterbuben nit gestattet also die leut jemmerlich zu betriegen, bedürfft man solcher warnung gar nit.«

In einer Beschwörung des Bilsenkrautes aus dem 6. Jahrhundert heißt es für den Fall, daß man es gegen Gicht einsetzen will: »Man grabe es, wenn der Mond im Zeichen des Wassermanns oder der Fische steht, vor Sonnenaufgang, aber ohne dabei die Wurzel zu berühren; doch darf man nur mit zwei Fingern der linken Hand, mit dem Daumen und Arztfinger, graben, und dazu muß man sprechen: ›Ich sage dir, heiliges Kraut, morgen rufe ich dich in das Haus des Phileas, damit du dem Fluß der Füße und Hände (Rheuma) dieses Mannes oder dieser Frau gebietest. Ich beschwöre dich bei dem großen Namen Jaoth, Sabaoth, welcher der Gott ist, welcher die Erde fest gebannt und das Meer trotz der Menge der heinströmenden Flüsse still stehen machte ... Nimm in dich auf den Geist der Erde, deiner Mutter und ihre Kraft und trockne den Fluß der Füße oder der Hände dieses Mannes oder dieser Frau!‹ Am folgenden Tage nimmt man den Knochen irgendeines toten Tieres, gräbt damit das Kraut aus, ergreift die Wurzel und spricht: ›Ich beschwöre dich bei den heiligen Namen Jaoth, Sabaoth, Adonai, Eloi!‹ ... Hierauf nimmt man die Spitze der Wurzel und hängt sie dem Kranken um, wobei man achtgeben muß, daß sie nicht naß wird.«[1]

Obwohl Vergiftungsfälle durch Bilsenkraut wegen seines relativ geringen Alkaloidgehaltes kaum vorkommen dürften, werden sie durch die Jahrhunderte immer wieder beschrieben. Aber es taugt nicht als Handkwerkzeug der Giftmischer, auch wenn es so schaurige Geschichten wie diese darüber gibt: Die Marquise de Brinvilliers stellte gegen Ende des 17. Jahrhunderts in Paris mit Hilfe eines Geliebten und eines Apothekers eine Giftmischung aus Bilsenkraut und Arsen zusammen. Bevor sie ihre Familie – natürlich der reichen Erb-

1. Zit. nach T. Löbsack, Magische Medizin, München 1980, S. 146f.

schaft wegen – mit dieser Mischung ausrottete, hatten sie deren Giftwirkung zunächst an den Ärmsten der Armen in Paris erprobt. Im nachhinein muß jedoch festgestellt werden, daß der wesentliche Bestandteil dieser Giftmischung sicherlich nicht das Bilsenkraut war. Denn über die typischen Begleiterscheinungen der Bilsenkraut-Vergiftung wäre man der Marquise bald auf die Spur gekommen.

Dennoch hält sich die Mär vom Vergiftungstod durch Bilsenkraut hartnäckig. So erzählt man sich in Litauen, daß man dort früher die Bäuerinnen und Bauern, die auf dem Altenteil saßen und von der nachfolgenden Generation versorgt werden mußten, mit Hilfe von Bilsenkraut umbrachte. Dort hieß diese Pflanze auch »Altsitzerkraut«. In der Zeit der Hexenverfolgungen soll es auch einige mitleidige Henkersknechte gegeben haben, die den Hexen die Folter dadurch erträglicher machten, daß sie sie mit einem Bilsenkraut-Auszug in einen Dämmerschlaf versetzten (belegt durch Luzerner Stadtrechnungen aus dem 16. Jahrhundert).

Sogar Shakespeare bemüht dieses Kraut, um einen Giftmord in epischer Breite zu schildern. Hamlet erfährt von seinem Vater, der ihm als Geist erscheint:

»Da ich im Garten schlief,
Wie immer meine Sitte nachmittags,
Beschlich dein Oheim meine sichere Stunde
Mit Saft verfluchten Bilsenkrauts im Fläschchen,

Und träufelt in den Eingangs meines Ohrs
Das schwärende Getränk; wovon die Wirkung
So mit des Mannes Blut in Feindschaft steht,
Daß es durch die natürlichen Kanäle
Des Körpers hurtig, wie Quecksilber, läuft;
Und wie ein saures Lab, in Milch getropft,
Mit plötzlicher Gewalt gerinnen macht das leichte, reine Blut …
So ward ich schlafend und durch Bruderhand
Um Leben, Krone, Weib mit eins gebracht … «

Von Interesse ist vielleicht noch der Hinweis, daß viele Jahrhunderte lang dem Bier genau dosierte Auszüge des Bilsenkrautes zugesetzt wurden, um dessen berauschende Wirkung zu steigern. Das wurde jedoch von der Obrigkeit nicht gern gesehen; die bayrische Land- und Polizeiordnung aus dem Jahre 1649 verlangte: »Wer aber andere Kräuter und Samen, fürnehmlich Bilsen in das Bier tut, der soll, wie der Verkäufer solcher Kräuter, nach Ungnaden bestraft werden.«
Eine ausführliche Anweisung über die Bierbereitung findet sich auch in Tabernaemontanus' New Kreuterbuch. Dort wird betont, daß Bier aus Hopfen, Malz, Hefen und Wasser zu bereiten sei. »Die aber mit Bilsensamen und anderen dergleichen schädlichen Dinge das Bier stärken, sollen verworfen und verdammt werden, und sollte man diejenigen, so mit dergleichen schädlichen Künsten das Bier verfälschen, als abgesagte

Feinde des menschlichen Geschlechts, als Dieb und Mörder an Leib und Leben strafen.« Und: »Biere mit Bilsensamen soll Niemand trinken, denn diejenigen, so das Leben verwirkt haben, denn sie bringen Hirnwüten, Unsinnigkeit und bisweilen den gähen Tod.«
Aufklärung und gesetzliche Maßnahmen konnten jedoch nicht verhindern, daß noch bis ins 19. Jahrhundert hinein das Bilsenkraut und andere »tollmachende« Pflanzen dem Bier zugesetzt wurden. Manche Autoren gehen sogar soweit zu behaupten, die Bierstadt Pilsen in Böhmen habe ihren Namen vom »Bilsen«, der dort in großem Umfang angebaut worden sein sollte.
Im alten China nahm man statt des Bilsenkraut-Samens den Samen des Stechapfels, um alkoholische Getränke »kräftiger« zu machen. Auch die Kosaken verfuhren ähnlich, während in Sibirien das Bilsenkraut bevorzugt für diesen Zweck genutzt wurde. Aus Rußland wird zudem berichtet, daß man hartnäckige Gläubiger dadurch milder stimmte, daß man sie den Rauch von Bilsensamen, den man auf die Ofenplatte streute, einatmen ließ.
Es wird berichtet, daß die alten Germanen Zubereitungen des Bilsenkrautes als Pfeilgift auf der Jagd verwendeten. Es diente auch den Hühnerdieben bei ihren nächtlichen Streifzügen als wertvolles Hilfsmittel. »Die hühner auf dem balcken fallen herab, wenn sie den rauch von bülsen gewar werden. Solche künstlein treiben die Zigeuner und ihre Gesellschaft.« (H. Bock)

Stechapfel *Datura stramonium* (Stachelnuß, Teufelsapfel)

Beschreibung, Vorkommen

Der Stechapfel ist eine einjährige, strauchige Pflanze, sie erreicht eine Höhe von 1 bis 2 m. Die Stengel sind gabelig verzweigt, sie tragen eiförmige, grobgesägte Blätter. Leicht zu erkennen ist der Stechapfel an Blüte und Frucht. Die weißen oder gelblichen Blüten erinnern in ihrer Form an alte Grammophontrichter, sie werden bis zu 40 cm lang. Die auffälligen Früchte sind grüne Kapseln, die mit Stacheln besetzt sind. Die Blätter haben ei-

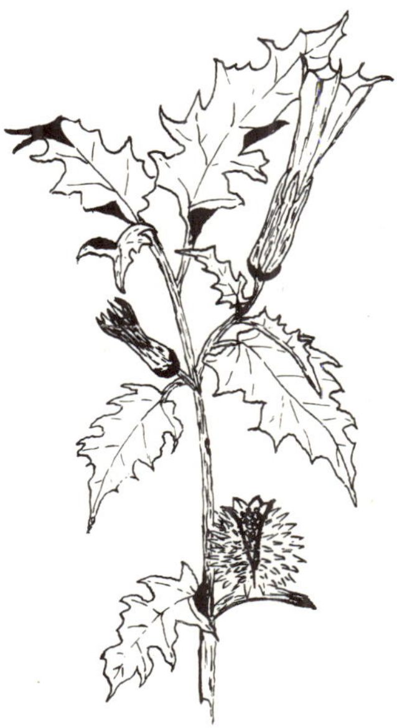

nen unangenehmen, betäubenden Geruch, der beim Trocknen verschwindet.
Der Stechapfel kommt bei uns nur noch sehr selten vor; man findet ihn gelegentlich noch auf Schuttplätzen und in der Nähe von Ortschaften, er stammt dann zumeist aus ehemaligem Anbau. – Im Gegensatz zu den anderen Nachtschattengewächsen kommt der Stechapfel in sehr vielen Arten vor, die über die ganze Erde verstreut sind. Die meisten Datura-Arten ähneln sich in bezug auf ihren Alkaloidgehalt, sie werden vielerorts noch heute zur Bereitung berauschender Getränke genutzt.
Der Stechapfel stammt aus Amerika, ist aber heute in Mittel- und Südeuropa und in Asien zu Hause. Die Droge wird hauptsächlich auf dem Balkan und in Rußland für den Export angebaut.

Inhaltsstoffe

Der Gesamtalkaloidgehalt liegt bei den Blättern um 0,2 bis 0,6% (Samen 0,3–0,5%). In der ausgewachsenen Pflanze stellen Hyoscyamin und Scopolamin – im Verhältnis 2:1 – die Hauptalkaloide; bei jungen Pflanzen überwiegt der Scopolamingehalt. Daneben findet man im Stechapfel noch Apoatropin, Nicotin, ein Flavonglycosid, ein Cumarin und Gerbstoffe.

Wirkweise

Stechapfel-Auszüge gehören zu den wichtigsten Nachtschatten-Halluzinogenen; ihre Wirkung auf den Menschen kann mit der der Tollkirsche und des Bilsenkrautes verglichen werden, weist aber einige Besonderheiten auf. Die für unsere Betrachtung wesentlichen Wirkungen sollen an einem Bericht dargestellt werden, den uns L. v. Tschude in seinen Reiseskizzen (1838–1842) gibt. Ein peruanischer Indianer trinkt den aus Früchten der Datura sanguinea bereiteten Tongatrunk: »Bald nach dem Genusse des Tonga verfiel der Mann, ein Indianer, in ein dumpfes Hinbrüten. Sein Blick stierte glanzlos auf die Erde, sein Mund war fest, fast krampfhaft geschlossen, die Nasenflügel weit aufgesperrt. Kalter Schweiß bedeckte die Stirne und das erdfahle Gesicht, am Halse schwollen die Jugularvenen fingerdick an. Langsam und keuchend hob sich die Brust, starr hingen die Arme am Körper herunter. Dann feuchteten sich die Augen und füllten sich mit großen Tränen. Die Lippen zuckten flüchtig und krampfhaft. Die Karotiden (Hauptschlagadern) klopften sichtbar. Die Respiration beschleunigte sich, und die Extremitäten machten wiederholt automatische Bewegungen. Eine Viertelstunde mochte dieser Zustand gedauert haben, als alle diese Erscheinungen an Intensität zunahmen. Die nun trockenen, aber nicht hochrot injuzierten Augen rollten wild in ihren Höhlen. Alle Gesichtsmuskeln waren auf das scheußlichste verzerrt. Zwischen den halbgeöffneten Lippen trat ein dicker weißer Schaum hervor … Die Pulse an Stirn und Hand schlugen mit furchtbarer Schnelligkeit. Der Atem war kurz, außeror-

dentlich beschleunigt und vermochte die Brust nicht mehr zu heben ... Ein reichlicher klebriger Schweiß bedeckte den ganzen Körper, der fortwährend von den fürchterlichsten Konvulsionen geschüttelt wurde. Die Gliedmaßen waren auf das gräßlichste verdreht. Ein leises, unverständliches Murmeln wechselte mit gellendem, herzzerreißendem Geschrei, einem dumpfen Heulen oder einem tiefen Ächzen oder Stöhnen. Lange dauerte dieser furchtbare Zustand, bis sich allmählich die Heftigkeit dieser Erscheinungen verminderte und Ruhe eintrat . . . Es folgte ein ruhiger Schlaf, der mehrere Stunden andauerte.
Am Abend sah ich den Mann wieder, als er gerade in einem Kreise aufmerksamer Zuhörer seine Visionen und seine Gespräche mit den Geistern seiner Ahnen erzählte. Er schien sehr abgemattet und angegriffen zu sein. Seine Augen waren gläsern, der Körper schlaff und die Bewegungen träge.«[1]
Die hier beschriebenen Symptome des Daturagenusses unterscheiden sich doch in einigen Punkten von den Wirkungen anderer Nachtschattengewächse. Der höhere Gehalt des Stechapfels an Scopolamin ist für die ausgeprägten krampfartigen Zustände verantwortlich; erst später kommt es zu den bei der Tollkirsche und beim Bilsenkraut beobachteten hypnotischen Wirkungen und zum Tiefschlaf.

1. V. A. Reco, Magische Gifte, Stuttgart 1949, S. 84.

Ähnliche Rauschzustände wie beim Tongatrunk in Peru und in Kolumbien hat man nach Genuß von Pituri (Dubiosia hopwoodii) bei den Ureinwohnern Australiens; von Datura arborea in Brasilien; von Datura fatuose in Afrika; von Datura ferox in China; von Datura metel in Indien und von Datura meteloides bei den Indianern Nordamerikas beobachtet. Charakteristisch für die Rauschzustände ist die anfängliche Verkrampfung, aber auch Gewalttätigkeit, die erst allmählich von einem tiefen, aber unruhigen Schlaf abgelöst wird. Dieser Schlaf wird begleitet von Halluzinationen, die als Besuch der Geister ausgelegt werden und die den Berauschten in den Stand versetzen, Krankheiten zu heilen, Weissagungen zu machen und sonstige wichtige Informationen zu geben. Andere Beobachtungen aus alter Zeit unterstreichen, daß die Rauschsymptome nach der Einnahme von Stechapfel durch einen sinnlosen Nachahmungstrieb und zeitweiligem Erinnerungsverlust gekennzeichnet sind.

Von Asthmatikern, die Datura-Zigaretten rauchten, um Linderung bei Asthmaanfällen zu erlangen, wird berichtet, daß sie während des anschließenden Schlafes stark erotisch betonte Träume hatten.

In der Medizin wird der Stechapfel noch heute als Spasmolytikum bei Asthma, Krampfhusten und Pertussis eingesetzt. Allerdings verwendet man nicht mehr die Gesamtdroge, sondern vielmehr das Reinalkaloid Scopolamin in Kombination mit anderen Präparaten. Die

Samen des Stechapfels – aus Kulturen stammend – dienen der Atropingewinnung. Noch bis in die 70er Jahre wurden Datura-Präparate zu Asthma-Zigaretten oder Asthma-Räucherstäbchen verarbeitet; diese Präparate sind heute im Handel nicht mehr erhältlich.

Geschichte und Geschichten

Solange der Stechapfel bekannt ist, wird er auch als »Liebes«-Mittel genutzt. Er wurde in gewissen Kreisen gern verwendet, um den »Widerstand der Weiber« zu brechen: »ein Mittel der Hurenwirte, schlimmer Mädchenverführer, entarteter Buhlerinnen und frischer Wollüstlinge«, wenn sexuelle Erregung gefragt war.

Gegen Ende des 17. Jahrhunderts wußte man ziemlich genau Bescheid über die Wirkungen der Stechäpfel, wie ein Bericht aus dieser Zeit beweist:

»Wenn man Jemanden nur ein wenig davon eingibt, wird er in seinen Sinnen dermaßen zerrüttet und begaukelt, dass man vor ihm thun kann, was man will, und er dess anderen Tages gar nichts darum weiß. Solche seine Sinn-Beraub- oder Bethörung und Betoberung währt 24 Stunden lang. Indessen kann man Einen die Schlüssel aus dem Schiebsack ziehen, Truhen und Schreibtisch aufsperren vor seinen Augen: und muß er mit sich umgehen lassen, wie man will: er merckt und versteht nichts davon; so ist ihm auch folgenden Tages nichts davon bewusst.

Mit den Weibsbildern kann gleichfalls vermittelst dieses

Mittels Mancher seines Gefallens pflegen und viel, ja gleichsam Alles von ihnen zu Wege bringen. Daher ich nicht glaube, dass ein schädlicheres Kraut auf Erden zu finden sei, durch welches man so viel böse Sachen wiewohl natürlicher Weise stiften könne.«[1]
Ein solches Kraut bietet sich als Bestandteil von Zaubertränken und Hexensalben geradezu an; zumal es schon immer von religiösen Fanatikern, Hellsehern, Priestern und Betrügern benutzt wurde, um Sinnestäuschungen und Halluzinationen hervorzurufen – sei es durch Einatmen des Rauches verbrennenden Stechapfelkrauts, in Kombination mit Alkohol, durch Genuß des Absuds der Blätter oder im Zusammenwirken mit anderen Rauschgiften.
In neuerer Zeit wurden (und werden?) die Reinalkaloide des Stechapfels – in der Hauptsache Scopolamin – injiziert, um einen Dämmerschlaf zu erzeugen. Ähnliche Injektionen wurden auch zur »Gehirnwäsche«, einer dauernden Persönlichkeitsveränderung, genutzt. Eine solche Gehirnwäsche beschreibt S. K. Swift in seinem Buch »The Cardinals Story«. Es handelt von dem ungarischen Kardinal Mindszenty, dem 1949 der Schauprozeß wegen Hochverrats gemacht wurde. Mindszenty mußte ein 84stündiges Verhör stehend über sich ergehen lassen, bei dem alle üblen Tricks angewandt wurden, die sich abartige Inquisitoren-Hirne nur aus-

1. Zit. nach L. Lewin, Phantastica, a. a. O., S. 178 f.

denken können. Daneben wurden persönlichkeitsspaltende Medikamente verabreicht, darunter wahrscheinlich Scopolamin. Swift schildert die Veränderung der Persönlichkeit, die diese Prozedur beim Kardinal Mindszenty hervorrief: »Dieser einst so streitbare Kirchenfürst, für seinen Mut und die Direktheit seiner Rede bekannt, war ein unnachgiebiger Gegner der Regierung gewesen. Vor Gericht stand nun nur noch ein Schatten seiner selbst. Mühsam schleppte er sich mit kleinen, unsicheren Schritten vorwärts, und nur selten hob er den Blick vom Boden. Seine Sprache, ehemals leidenschaftlich und dramatisch, war ein stockendes Murmeln, sein Benehmen fast unterwürfig. Er war kaum noch wiederzuerkennen.«[1]

Alraune *Mandragora officinarum* (Heckemännchen, Galgenmännchen)

Beschreibung und Vorkommen

Die mehrjährige stengellose Alraune bildet eine etwa 20 cm hohe Blattrosette mit oval-länglichen, gekräuselten, großen Blättern, sie ähnelt im Habitus der Futterrübe. Aus der Rosette wachsen an langen Stielen weiß-grünliche Blüten hervor. Die daraus entstehenden Beeren sind kleinen Äpfeln ähnlich. Die Alraune hat eine kräf-

1. Zit. nach T. Löbsack, Die unheimlicnen Möglichkeiten. Berlin 1967. S. 103 f.

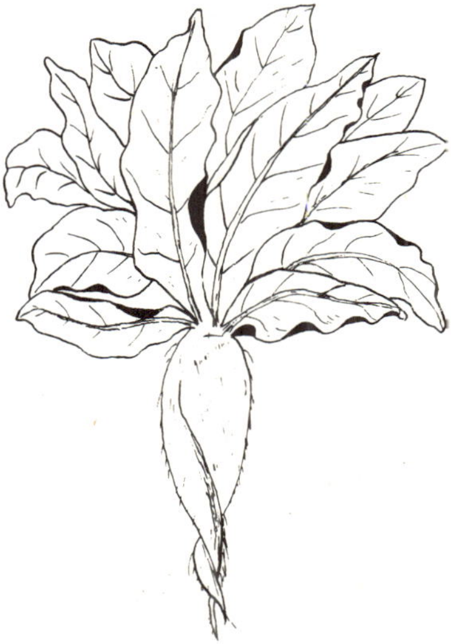

tige Pfahlwurzel, die von oben bis unten gespalten ist und dadurch die wunderlichsten Formen annehmen kann. Die Pflanze kommt bei uns nicht mehr vor, gelegentlich findet man sie noch in der Schweiz. Unter Einhaltung bestimmter Vorschriften kann die Alraune im eigenen Garten kultiviert werden.

Inhaltsstoffe

Die Alraunewurzel enthält bis zu 0,4% Gesamtalkaloide. Den Hauptanteil an den Alkaloiden stellt das Scopolamin, daneben finden sich L-Hyoscyamin, Atropin und andere Alkaloide; weiterhin sind noch einige Cumarine von Bedeutung.

Wirkweise

Inhaltsstoffe und Wirkung der Alraunewurzel sind wohl am ehesten mit denen des Stechapfels vergleichbar. Vor allem ihr erhöhter Scopolamingehalt ruft im Zusammenwirken mit L-Hyoscyamin und Atropin Halluzinationen, Verwirrtheitszustände und Dämmerschlaf mit erotischen Phantasien hervor. Wenn im Altertum und im Mittelalter die Alraunewurzel das berühmteste Zaubermittel überhaupt war, so sind ihre Wirkungen mehr der ihr innewohnenden Zauberkraft als ihren Inhaltsstoffen zuzuschreiben.

In der Medizin ist die Alraune heute ohne Bedeutung. Lediglich in der Homöopathie wird sie noch als schmerzstillendes Mittel bei Gicht und Rheuma eingesetzt. Als Hypnotikum und Aphrodisiakum war sie in vergangenen Zeiten allerdings hochgeschätzt. Auch als Narkotikum wurden Auszüge aus der Alraunewurzel schon früh verwendet: »… und wenn etwas an einem menschen zu schneiden oder brennen ist, damit man solches nit empfinde«, gibt man dem Patienten vor einer »Operation« eine Zubereitung aus Mandragora-Wurzel ein, »denn sie fallen dadurch in einen Schlaf, welcher ihnen alle Empfindsamkeiten benimmt«. (Dioscorides)

Geschichte und Geschichten

Die Alraune ist im östlichen Mittelmeerraum zu Hause, von dort aus begann sie ihren Siegeszug als mächtigste Zauberpflanze durch ganz Europa. Den alten Ägyptern war die Alraune bekannt, wie Abbildungen auf Grabmälern aus der Zeit vor 1000 v. Chr. ausweisen. Auch die Griechen hielten viel von der Zauberpflanze Alraune, Pythagoras nannte sie wegen der menschenähnlichen Gestalt der Wurzel Anthropomorphos, das heißt »Menschenpflanze«. Die Sage berichtet, daß der Titanensohn Prometheus den Menschen gegen den Willen der Götter das Feuer auf die Erde geholt hat. Zur Strafe wurde er im Kaukasus an seinen Felsen geschmiedet. Das reichte dem Zeus als Strafe jedoch nicht aus. Er schickte auch noch einen Adler, der dem Prometheus die Leber aus dem Leibe hacken mußte; diese wuchs ständig nach, damit die Tortur täglich wiederholt werden konnte. Der dabei zur Erde fallende Lebersaft brachte die Mandragora hervor, die bei den Griechen auch Prometheuskraut hieß.

Theophrast (gest. 280 v. Chr.) beschreibt, unter welchen geheimnisvollen Vorkehrungen eine solche Pflanze ausgegraben werden mußte: »Den Mandragora soll man dreimal mit dem Schwert umschreiten und ihn graben, indem man das Antlitz gegen Abend wendet. Ein anderer soll im Kreis umhertanzen und viel vom Liebeswerk sprechen.« Er nahm diesen Alraune-Zauber wohl nicht allzu ernst.

Die besondere Aufmerksamkeit, die man seit je der Alraune als Zauberpflanze entgegenbrachte, hat viele Ursachen. Bestimmend war zunächst wohl die pharmazeutische und auch Giftwirkung dieser Pflanze. Hinzu kam sicherlich noch die menschenähnliche Gestalt ihrer Wurzel. Gerade diese Form regte die Phantasie der Menschen an und öffnete den magischen Vorstellungen Tür und Tor.

Nach 300 Jahren erscheint die Alraune wiederum in den bis heute erhaltenen Schriften, diesmal unter dem Namen Baara, weil sie im Tale Baara in Palästina häufig vorkam. Flavius Josephus (37–100 n. Chr.), ein jüdischer Geschichtsschreiber, gibt dieses zum besten: »Sie (die Alraune) ist flammend rot und wirft des Abends rote Strahlen aus; sie auszureißen ist sehr schwer, denn dem Nahenden entzieht sie sich und hält nur dann still, wenn man Harn und Blutfluß darauf gießt. Auch dann ist bei jeder Berührung der Tod gewiß, es trage denn einer die Wurzel in der Hand davon. Doch bekommt man sie auf andere Weise, und zwar so: Man gräbt sie rings so, daß nur noch ein kleiner Rest der Wurzel unsichtbar bleibt. Dann bindet man einen Hund daran, und wenn dieser dem Anbinder rasch folgen will, so reißt er die Wurzel aus, stirbt aber auf der Stelle als ein stellvertretendes Opfer dessen, der die Pflanze nehmen will. Hat man sie einmal, so ist keine Gefahr mehr.«[1]

Im Laufe der Jahrhunderte rankten sich immer abenteuerlichere Legenden um diese magische Pflanze. Beim Ausgraben mußte in jedem Falle ein Hund den

1. Zit. nach H. Marzell, Zauberpflanzen, Hexentränke, Stuttgart 1967, S. 74

gefährlichen Part übernehmen. Die zauberkräftigsten Alraunewurzeln wurden unter dem Galgen gegraben (»Galgenmännchen«), wo sie aus dem Urin und dem Sperma des Gehenkten besonders prächtig sprossen, oder dort, wo nach der griechischen Sage die mit einer Dauererrektion geplagten Satyrn auf dem Boden ejakulierten. Andere Gewährsmänner berichten, daß die Alraune-Wurzel beim Ausgraben so entsetzliche Laute von sich gebe, daß der Grabende daran sterben muß. Erst wenn man sich die Ohren gut zugestopft hatte, konnte man sich der Wurzel an einem ganz bestimmten Tage vorsichtig nähern. Ein schwarzer Hund wird mit dem Schwanz an die Wurzel gebunden. Der wird nun mit einem Fleischbrocken weggelockt. In dem Moment, in dem die Wurzel aus dem Boden gezogen wird, ertönt der mörderische Schrei, der den Hund sofort tötet.

Eine Pflanze, die unter solch gefahrvollen und mysteriösen Umständen erworben wird, muß besondere Fähigkeiten haben; und das wird der Alraune seit Jahrhunderten zugetraut: Sie verhilft zu Reichtum, Ansehen und Glück; sie bringt den Bargeldbestand immer wieder auf den ursprünglichen Betrag zurück (daher der Name Heckemännchen); sie befreit von allen Leiden und hält Krankheiten fern; sie hilft, die Liebe des/der Angebeteten zu erringen; sie bringt den Frauen Fruchtbarkeit; sie macht seinen Besitzer im Kampfe unverwundbar; sie kann Gold und edle Steine hervor-

bringen und war deshalb den Alchimisten besonders unentbehrlich.
Eine solche Kostbarkeit mußte natürlich besonders pfleglich behandelt werden. Gelangte man in den Besitz einer Alraune, wurde sie zunächst in Wein gebadet und anschließend in Samt und Seide gekleidet. Sollte die Wurzel ihre zauberische Kraft nicht verlieren, mußten die Waschungen jede Woche wiederholt werden. Ein besonderes Problem stellte die Ernährung dieser »Menschenpflanze« dar; man war sich nicht ganz sicher, welche Speisen besonders geeignet waren, um die Alraune bei Laune zu halten. Manche bevorzugten Hostien, die man in der Kirche empfing, aber nicht herunterschluckte. Andere hielten eine Portion »Fastenspeichel« für günstiger, noch andere schwörten auf alle möglichen Delikatessen, die die Zauberkraft der Alraune verstärken konnten.
Die hohen Preise, die für die Alraune gezahlt wurden, riefen bald Fälscher und Pfuscher auf den Plan. Ursprünglich stammten die echten Alraune-Wurzeln aus dem Orient. Schon damals wurde mit dem Schnitzmesser nachgeholfen, um die Wurzel möglichst menschenähnlich zu gestalten. Später ging man dazu über, als »Rohling« nicht einmal mehr die wertvolle Alraune, sondern die Zaunrübe (Bryonia alba), den Allermannsharnisch (Allium victorialis) oder einfach die Futterrübe (Beta vulgaris) zu verwenden und entsprechend zu bearbeiten. Dagegen liefen Ärzte und Apotheker Sturm.

L. Fuchs wetterte gegen diesen Betrug: »Die Landstreicher, oder das ich sie recht nenne, die die Landbescheisser, tragen wurtzeln hin und wider feyl, die seind nicht also von sich selbst gewachsen, sondern auß den rhorwurtzeln vorher also geschnitten, das sie ein menschliche gestalt überkommen, dieselbigen setzens darnach wiederum ein, so werden solche Wurtzeln darauß mit haar, bart und anderen dingen einem menschen ähnlich. Darzu liegen sie noch viel mehr, das man solche wurtzel muß under dem galgen graben mit ettlichen Ceremonien und Teufels gespensten, hie ohn not zu erzälen, welches lauter lug und betrug ist. Das hab ich hie wollen anzeygen darmit sich ein yeglicher vor solchen buben wisse zehüten.«
Auch die Obrigkeit versuchte, diesen schwungvollen Handel mit Alraune-Plagiaten zu unterbinden. H. Marzell berichtet, daß im Jahre 1570 in Schaffhausen drei Landstreicher gehängt wurden, die falsche Schriften bei sich führten und gelbe Rüben als Alraune-Wurzeln verkauft hatten. Im Jahre 1584 wurde in der Steiermark ein gewisser Christoph Soll angezeigt, weil er Bauern betrog »mit gemachten Rüben, so er für Alraune verkauffet« und dabei viel Geld verdiente. Diese Betrügereien setzten sich bis in die heutige Zeit fort–, noch im Jahre 1955 verkaufte in Holzkirchen (Oberbayern) ein Zigeuner zum Preise von 30,– bis 50,– DM »echte« Alraune-Wurzeln an Bäuerinnen. Diese sollten zum Schutz vor bösen Geistern in Blumentöpfe einge-

pflanzt werden. Nach kurzer Zeit entwickelten sich daraus, o Wunder – Salatköpfe![1]
Die Ärzte vergangener Zeiten schätzten die Alraune wegen ihrer Heilkräfte. L. Fuchs meint dazu: »Es seind ettliche, die sieden die wurtzeln des Alrauns in wein, biß der dritte teyl inseudt, seyhens darnach durch und geben darvon zu trincken ein kleins becherlein voll denen, so nit schlaffen mögen, grossen schmertzen haben und die man ohn alle empfindlichkeyt wil schneiden oder brennen ... Wo aber mehr von disem safft, dann yetz angezeygt, würd auff einmal ingenommen, so tödt er den menschen.« Er glaubt aber auch dieses: »Man sagt das diese wurtzel das Elffenbein weich mache, so mans sechs stunden lang darmit sieden laßt, darnach mags einer in allerley form zwingen, und machen daraus was er wöll.«
Alles, was sonst der Alraune angedichtet wurde, war den meisten Ärzten zuwider. Der berühmte Paracelsus wandte sich heftig dagegen: »... es ist nit war, das alraun die wurzel menschengestalt habe, sondern es ist eine betrogene arbeit und bescheisserei von den landfahrern, die dann die leut ... mit diesem allen bescheissen, dan es ist gar kein wurtzel, die menschengestalt hat, sie werden dann also geschnitzt und deformiert; von Got ist keine also geschaffen ...«
Es versteht sich von selbst, daß eine solche Pflanze nicht nur wegen ihrer berauschenden und halluzinogenen

1. H. Marzell, Zauberpflanzen ... a. a. O., S.79.

Wirkungen, sondern auch wegen ihrer zauberischen Eigenschaften zur Bereitung von Hexensalben und Zaubertränken herangezogen wurde. Es wurde schon darauf hingewiesen, daß Alrauneauszüge schon früh als Narkosemittel verwendet wurden. Sicherlich war damals auch bekannt, daß eine leichte Narkose entspannend und enthemmend wirkt. In dieser Entspannungsphase sind zudem erotische Suggestionen angesiedelt; diese Eigenschaften empfehlen die Alraune geradezu als Bestandteil der Hexensalben – zumal wenn man bedenkt, daß die Menschen der damaligen Zeit mit einer ganz anderen Erwartungshaltung an Drogen herangingen als der rational geprägte heutige Mensch.

Zusammenfassung – Wirkung der Solanaceen-Drogen

Hier wurden die Nachtschattengewächse als Bestandteile der Hexensalben sehr ausführlich dargestellt, da sie recht interessante Rückschlüsse auf die Bedeutung dieser Pflanzen im damaligen Volksglauben zulassen.
Unter toxikologisch-wissenschaftlichen Aspekten kann man die Wirkungen der besprochenen Solanaceen so zusammenfassen: Die Inhaltsstoffe der vier Nachtschattengewächse – Tollkirsche, Bilsenkraut, Stechapfel und Alraune – wirken alle in einer Richtung: Sie beeinflussen die Funktion des Neurotransmitters Acetylcholin.

Und dabei ergeben sich immer die gleichen, oben ausführlicher beschriebenen Wirkbilder – egal ob man einige Tollkirschen, einige Gramm Stechapfelsamen, Tee aus Bilsenknut oder Alraunewurzel, oder einige Milligramm Reinatropin zu sich nimmt.

Andere Giftpflanzen

Die Inhaltsstoffe L-Hyoscyamin/Atropin und Scopolamin mit ihren Wirkungen auf das Zentralnervensystem machten die Nachtschattengewächse zum wichtigen Bestandteil der Hexensalben. Daneben fanden in vielen Rezepturen dieser Salben noch andere Giftpflanzen Aufnahme, deren Wirkung auf den Menschen heute naturwissenschaftlich völlig geklärt ist, ihre Verwendung in den Hexensalben aber noch Rätsel aufgibt. Im folgenden sollen einige dieser Pflanzen vorgestellt werden.

Eisenhut *Aconitum napellus* (Sturmhut, Wolfswurz)

Beschreibung und Vorkommen

Der zur Familie der Hahnenfußgewächse gehörende Eisenhut ist eine mehrjährige Pflanze mit einem dicken Wurzelstock, aus dem sich jährlich zur Blütezelt meh-

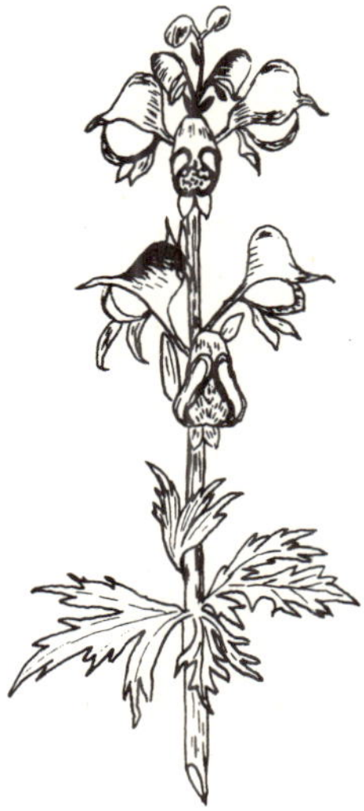

rere Tochterknollen entwickeln. Aus dem Wurzelstock wächst der bis zu 1,50 m hohe, haarige Stengel, der fingerartig geteilte Blätter trägt. Die violetten, helmartigen Blüten sind traubig angeordnet. Die Pflanze ist in Gebirgsgegenden Europas, Asiens und Nordamerikas zu Hause; bei uns wird sie kultiviert und in verschiedenen Zuchtrassen als Zierpflanze in Gärten angebaut.

Inhaltsstoffe

In der Eisenhutknolle werden bis zu 3 % Alkaloide gefunden (im blühenden Kraut bis zu 1,2 %). Das Hauptalkaloid ist Aconitin, eines der stärksten Pflanzengifte überhaupt. Daneben enthält die Pflanze einige andere Alkaloide, viel Stärke, Harze und Inosit.

Wirkungen

Das starke Pflanzengift Aconitin wird gut durch die Schleimhäute und die unverletzte Haut resorbiert und wirkt schon in einer Menge von 3–6 mg für den Erwachsenen tödlich; diese Menge Aconitin ist etwa in 1 g Eisenhutknolle enthalten. Nach Einnahme von Aconitin werden die sensiblen Nervenendigungen zunächst erregt und dann gelähmt. Das macht sich als heftiges Hautkribbeln, Jucken und Brennen in den Extremitäten bemerkbar; dieser Zustand wird von Kälteempfindungen begleitet. Darauf kommt es zum »Pelzigwerden« der Extremitäten und zur völligen Gefühllosigkeit. Daneben treten Gesichtslähmungen auf. Der Betroffene muß erbrechen, die Atmung wird erschwert. Auch die motorischen Nervenenden werden gelähmt (der Curara-Wirkung vergleichbar), und auch das Zentralnervensystem wird mit einbezogen. Nach lebensbedrohenden Atem- und Herzstörungen kommt es zur Bewußtlosigkeit, und bald darauf tritt der Tod durch Atemlähmung ein.

Es ist kein Gegengift bekannt; das Aconitin wird im Körper jedoch schnell abgebaut. Wenn es gelingt, während dieses Abbauprozesses die Atmung in Gang zu halten (künstliche Beatmung), ist Hilfe möglich.

Die Vergiftung nimmt einen äußerst schnellen Verlauf. Schon wenige Minuten nach Aufnahme des Aconitins in entsprechender Dosis zeigen sich die oben erwähnten Vergiftungserscheinungen, die von starken Angstgefühlen begleitet werden.

In der Medizin wird Aconitin wegen seiner anästhetisierenden Wirkung innerlich und äußerlich bei Neuralgien (vor allem der Trigeminusneuralgie), bei Migräne und bei Muskel- und Gelenkrheuma auch heute noch eingesetzt.

Geschichte und Geschichten

Der griechischen Sage zufolge soll der Eisenhut aus dem Speichel des Cerberus entstanden sein, als Hercules ihn aus der Hölle heraufbrachte. Speichel wurde schon immer für giftig gehalten, wenn er dazu noch aus der Hölle stammte, mußte der aus ihm hervorgehende Eisenhut beachtliche Giftwirkung haben.

Schon lange vorher – in der Jungsteinzeit – soll Aconitin als Pfeilgift zum Einsatz gekommen sein. Durch die ganze Geschichte vom Altertum bis hin in die Neuzeit spielten Eisenhut-Präparate als Bestandteil von Giftmischungen eine herausragende Rolle. Im alten Rom war diese Pflanze so gefürchtet, daß ihr Anbau in den Hausgärten verboten war.

Es sind einige Fälle überliefert, in denen man davon ausging, daß in die Geschlechtsteile der Frau Aconitin-Saft eingeführt wurde, um den Mann beim Geschlechtsakt zu vergiften. L. Lewin hält das für eine Fabel, denn es gibt kein Gift, das auf diese Weise appliziert nur den Mann und nicht die Frau umbringen würde. So berichtete der König Ladislaus von Neapel, er sei von seinem Glied aus dadurch tödlich vergiftet worden,

daß absichtlich Gift in die Scheide seiner Geliebten eingebracht worden sei. Auf ähnliche Weise habe auch M. Caelius Calpurnius Bestia seine Frauen im Schlaf umgebracht; Plinius behauptete in einer sarkastischen Anklagerede, sie wären an ihres Gatten Finger gestorben.[1] Auch der berüchtigte Nero und andere Führungskräfte Roms waren in gleichartige Gift-Affären verwickelt.
In der Volksheilkunde wurde der Eisenhut gelegentlich äußerlich bei bestimmten Augenleiden angewendet. L. Fuchs warnt vor diesem Kraut: »Wolffsbeer tödtet die wölff gleich als die Wolffswurtz (Eisenhut), so man ihn in das rowhe fleysch steckt und ihnen zum essen fürwürft. Sie tödten auch andre thier, so sie von ihnen gessen werden. Und wie wol Dioscorides schreibt, man möge die Wolffsbeer zu den Weetagen der Augen von außwendig brauchen und überlegen, doch ists besser man gehe solcher gifftigen kreuter müssig, es fordere sie dann ein grosse not zu brauchen.
Ihr Gebrauch aber mag sein zu tödtung der leuß und nissen, so man das kraut, samen oder wurtzen grün zerstosset oder gedort zu pulver macht und mit öl vermengt und ein salben darauß macht. Es soll sich aber ein yetlicher mit fleiß hüten, das er dise kreuter nit innerlich brauch und in den leib neme, dan sie tödtlich seind, in sonderheyt die Wolffswurtz.«
So konnte J. Gerards in seinem Kräuterbuch (1636) von

1. L. Lewin, Gifte in der Weltgeschichte, Nachdruck der Ausgabe von 1920, Hildesheim 1983, S. 106.

einem Vergiftungsfall in Antwerpen berichten: »... denn als die Blätter hiervon (Eisenhut), von einigen törichten Leuten in Salat gemengt, aufgetragen wurden, wurden alle diejenigen, die davon aßen, im gleichen Augenblick von den gräßlichsten Schmerzen befallen, an denen sie bald darauf starben.«[1]

Viele ältere Autoren berichten auch, daß der Eisenhut zu harmloserem Gebrauch diente, nämlich zu Liebeszwecken. Dabei kam es jedoch wegen der schwierigen Dosierbarkeit der Droge häufig weniger zur Steigerung der Liebeskraft, als vielmehr zur Liebesraserei oder gar zum Tode.

Die Verwendung des Eisenhuts zur Bereitung von Hexensalben erscheint auf den ersten Blick unverständlich. Die hohe Giftigkeit ihrer Inhaltsstoffe verbietet eigentlich einen solchen Einsatz. Manche Autoren vermeinen, diesem Kraut eine halluzinogene Wirkung anlasten zu müssen, um sein Vorhandensein in der Hexensalbe zu rechtfertigen. Erwiesen ist zwar die Beeinflussung des Zentralnervensystems durch Aconitin, dabei handelt es sich aber keineswegs um halluzinogene, sondern um lähmende Wirkungen.

Plausibler wäre es, die Wirkungen des Aconitins auf die Haut heranzuziehen. Oben wurde erwähnt, daß dieses Gift auf der Haut ein Kribbeln und später ein Pelzigwerden hervorruft. Diese Symptome waren vielleicht

1. Zit, nach H. A. Hansen, Der Hexengarten, München 1983, S. 80.

bei solchen Visionen der Hexen von Bedeutung, bei denen sie glaubten, sich in Tiere zu verwandeln. Das Kribbeln auf der Haut gab ihnen das Gefühl, daß ihnen Haare oder Federn aus der Haut wachsen.

Schierling, gefleckter *Conium maculatum* (Mäuseschierling, Würgling, Wüterich, Vogeltod)

Beschreibung und Vorkommen

Der gefleckte Schierling ist ein mehrjähriges Doldengewächs, das eine Höhe von 1,70 m erreicht. Der dicke, blaubereifte Stengel ist im unteren Teil rotgefleckt. Die lanzettlichen Blätter sind zwei- bis dreifach gefiedert. Die kleinen, weißen Blüten stehen in großen Dolden. Die ganze Pflanze riecht unangenehm nach Mäusen. Der Schierling wächst an feuchten, schattigen Plätzen, an Hecken und Wegrainen und in der Nähe von Ansiedlungen in Europa, Nordafrika, Asien und Amerika.

Inhaltsstoffe

Die Blätter und blühenden Zweigspitzen des Schierlings enthalten bis 0,2 % und seine unreifen Samen bis zu 2,0 % Gesamtalkaloide. Das Hauptalkaloid ist Coniin, ein Piperidin-Alkaloid, das 1886 als erstes Alkaloid überhaupt synthetisch hergestellt wurde. Daneben finden sich noch vier andere Alkaloide, ein ätherisches Öl, ein Flavonglykosid und Cumarine.

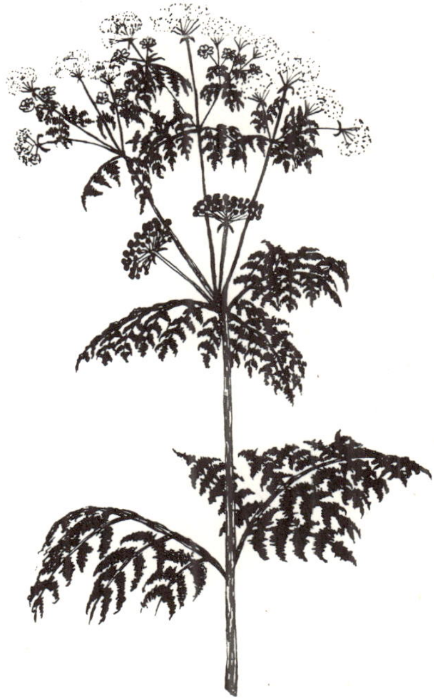

Wirkweise

Coniin wird von der Schleimhaut und der unverletzten Haut relativ schnell aufgenommen. Es lähmt – wie Curare – die motorischen Nervenendigungen der Skelettmuskulatur, auf sensible Nervenendigungen wirkt es betäubend. Die Wirkung äußerst sich zunächst in einer aufsteigenden Lähmung der motorischen Rückenmarkszentren. Nach einiger Zeit tritt bei fortschreitender Lähmung der Tod durch Atemstillstand bei vollem Bewußtsein auf.

Eine anschauliche Darstellung dieser Vergiftungssymptome gibt uns Platon im »Phaidon«. Er wohnte der Hinrichtung des Sokrates im Jahre 399 v. Chr. bei, jenes Sokrates, der der Obrigkeit als besonders subversiv galt, weil er das Individuum gleichberechtigt dem Staat und der Gesellschaft gegenüber erklärte, der gewissermaßen den »mündigen Bürger« erfand – und das war schon damals lebensgefährlich.

Platon schreibt: »Als nun Sokrates den Menschen (gemeint ist der Henker) sah, sprach er: ›Wohlan, Bester, denn du verstehst es ja, wie muß man es machen?‹

›Weiter nichts‹, sagte er, ›als, wenn du getrunken hast, herumgehen, bis dir die Schenkel schwer werden, und dann dich niederlegen, so wird es schon wirken.‹

Und wie er dies gesagt hatte, setzte er an, und ganz frisch und unverdrossen trank er aus …

Er aber ging umher und als er merkte, daß ihm die Schenkel schwer wurden, legte er sich gerade hin auf den Rücken; denn so hatte es ihn der Mensch geheißen. Darauf berührte ihn eben dieser, der ihm das Gift gegeben hatte, von Zeit zu Zeit und untersuchte seine Füße und Schenkel. Dann drückte er ihm den Fuß stark und fragte, ob er es fühle; er sagte: ›Nein.‹ Und darauf die Knie, und so ging es immer höher hinauf und zeigte uns, wie er erkaltete und erstarrte.

Darauf berührte er ihn noch einmal und sagte, wenn ihn das bis ans Herz käme, dann würde er hin sein. Als ihm nun schon der Unterleib fast ganz kalt war, da ent-

hüllte er sich, denn er lag verhüllt und sagte, und das waren seine letzten Worte: ›O Kriton, wir sind dem Asklepios einen Hahn schuldig: entrichtet ihm den und versäumt es ja nicht!‹
›Das soll geschehen‹, sagte Kriton; ›sieh aber zu, ob du noch sonst noch etwas zu sagen hast?‹
Als Kriton das fragte, antwortete er aber nicht mehr; sondern bald darauf zuckte er, und der Mensch deckte ihn auf; da waren seine Augen gebrochen. Als Kriton das sah, schloß er ihm Mund und Augen. Dies, o Echekrates, war das Ende unseres Freundes, des Mannes, der unserem Urteil nach von den damals Lebenden, mit denen wir es versucht haben, der Trefflichste war und auch sonst der Vernünftigste und Gerechteste.«
In Griechenland wurde der Schierling, meist zusammen mit Opium, das die Lähmungserscheinungen erträglicher macht, vom Staat als Selbstmordmittel ausgegeben. Auch heute noch werden Morde und Selbstmorde mit Schierling oder Coniin registriert. Allerdings handelt es sich in den meisten Fällen um tödliche Irrtümer: Es wird die Wurzel des Meerrettich, der Pastinak oder der Petersilie mit der Wurzel des Schierling verwechselt, oder Petersilienblätter bzw. Anis- und Fenchelsamen mit denen des Schierlings vertauscht.

Geschichte und Geschichten

Der gefleckte Schierling war den Alten vor allem als Giftpflanze ein Begriff, in der Volksheilkunde ist er

kaum von Bedeutung. Dioscorides, der die Pflanze Wüterich nennt, meinte zwar: »Man preßt einen Saft aus dem gestoßenen Theil deß Schierlings, ehe sein Same trocken wird denselben setzt man in die Sonn, läßt ihn daselbst dick und hart werden und macht darnach Küglin darauß. Dieser Safft ist in der Artzeney fast gebräuchlich, denn er werdt bequemlich mit den Artzeneyen die bereyt werden den Schmertzen zu sänfftigen und zu legen vermischt. Auch vertreibt er die Rose oder Rotlauff, und heilet die Geschwer, die immer weiter kriechen, übergelegt.«
Dioscorides glaubt, noch einen Nebeneffekt des Schierlings entdeckt zu haben: »Das Kraut mit seinen Zippen gestoßen und wie ein Pflaster über das Gemächt gelegt, verhindert und vertreibt die unkeuschen Träume, das Gemächt aber wird davon unkräfftig und schwach ... Den Mägden übergelegt, läst ihnen die Brüst nit wachsen, den jungen Knaben übergelegt macht, daß ihr Gemächt kein Nahrung entfinden und untüchtig werden.«
Diese Meinung scheint damals weitverbreitet gewesen zu sein, auch der dänische Forscher Simon Paulli schrieb in diesem Sinne, daß »Mädchenbrüste, die mit Schierlingssaft eingerieben werden, nicht weiterwachsen, sondern angemessen klein bleiben und ihre Größe auch nicht mehr ändern.«[1] Heute unverständlich, da voll entwickelte Brüste dem Schönheitsideal eher näherkommen.

1. Zit. nach H. A. Hansen, a. a. O., S. 73.

L. Fuchs übernimmt die Weisheiten des Dioscorides und fügt dem noch hinzu: »Das kraut Wüterich würdt, wie yetzund angezeygt, under die Gift gezelt ... aber es ist mißlich und gefährlich darmit umzugehen und bringt nach sich vil unrath und mercklichen schaden, darumb ist vil besser man geh sein in diessem fal müssig. Und zwar Galenus und andere Griechen haben von seinem Gebrauch nichts geschrieben, sonder darbei lassen bleiben das diß kraut ein gifft sey.«

Auf die Rolle des Schierling als Anaphrodisiakum wird später noch einzugehen sein.

Welche Bedeutung der Schierling für die Hexensalben hatte, ist heute nicht mehr völlig zu klären. Experimentell konnte nachgewiesen werden, daß Schierlingssaft, in genau abgemessenen Dosen auf die Haut gerieben, das Gefühl des Fliegens hervorzurufen vermag. Seine betäubende Wirkung wird wohl ein übriges getan haben, sie in die Hexen-Mischungen aufzunehmen.

Daß die Hexen das Schierlingsgift noch auf andere Weise gebrauchten, geht aus vielen Protokollen der Hexenprozesse hervor. Die Folterknechte der Inquisitoren preßten aus den Hexen Geständnisse heraus, nach denen sie den Männern die Zeugungskraft genommen haben sollten. Sie schlichen nachts in die Schlafstuben, bestrichen den Penis des Ehemannes mit Schierlingssaft – und das reichte, ihnen die Manneskraft wegzuhexen!

Taumellolch *Lolium temulatum* oder *temulentum* (Schwindelhafer, Lokis Hafer, Tollkorn, Schlafkorn)

Beschreibung und Vorkommen

Taumellolch gehört zur Familie der Gräser und ist nahe verwandt dem Deutschen Weidelgras (Lolium perenne), dem wichtigsten Gras unserer Wiesen und Weiden. Taumellolch ist eine einjährige Pflanze, die bis zu 1 m hoch wird. Der rauhe Stengel trägt schmale, oberseits rauhe Blätter. Die Spelzen sind länger als die Blüten. – Früher war man der Meinung, daß ein im Samenkorn befindlicher Pilz für die Giftwirkung verantwortlich sei. Inzwischen weiß man jedoch, daß auch pilzfreie Lollumsamen giftig sind. Der Taumellolch war früher ein gefürchtetes Unkraut, vor allem im Sommergetreide. Sorgfältige Saatenreinigung hat es heute fast zum Verschwinden gebracht.

Inhaltsstoffe

Das wichtigste, im Taumellolch gefundene Alkaloid ist Temulin, eine Pyridinbase, die bis zu 0,0 6% im Samenkorn vorkommt.

Wirkweise

Temulin wirkt in größeren Dosen auf den Menschen tödlich, da es zentral lähmt und das Atemzentrum ausschaltet. Es bewirkt, ähnlich wie Atropin, eine Pupillenerweiterung. Schon im Altertum werden die Ver-

giftungserscheinungen durch Taumellolch bei steigenden Dosen beschrieben: Kopfschmerzen, Verwirrung, Taumeln, Sprech- und Schluckbeschwerden, Erbrechen, Schläfrigkeit, sogar Schlafsucht, Absinken der Körpertemperatur und endlich Tod durch Atemlähmung. Massenvergiftungen kamen früher dann vor, wenn Loliumsamen in größerer Menge ins Brotgetreide gelangten. Es wird auch von besonders stark berauschendem Bier berichtet, das wahrscheinlich aus Gerste gebraut wurde, die mit Taumellolch besetzt war – wenn nicht mit Absicht Bilsenkraut zugesetzt wurde (siehe unter »Bilsenkraut«). Mit dem Verschwinden des Taumellolchs von unseren Getreidefeldern wurden auch bei uns die Vergiftungen mit Taumellolch sehr selten.
In der Medizin werden Auszüge aus Taumellolch oder das Reinalkaloid Temulin nur noch in der Homoöpathie bei Neuralgien, rheumatischen Beschwerden oder Nasenbluten verwendet.
Als Bestandteil der Hexensalben hatte Temulin sicherlich die »Aufgabe«, die Schlafbereitschaft des Probanden zu erhöhen und die Verwirrtheitszustände für bestimmte Visionen zu nutzen.

Hundspetersilie *Aethusa cynapium*
(Gartenschierling, Hundsdill)

Beschreibung und Vorkommen

Die Hundspetersilie unterscheidet sich von der Petersilie dadurch, daß sie glänzende und unangenehm riechende Blätter hat; die Döldchen sind zudem weiß, deren Hüllblätter nach außen gebogen (Petersilie blüht gelblich-grün). Die Pflanze kommt bei uns häufig vor auf Schuttplätzen, an Hecken und Zäunen und in Gärten.

Inhaltsstoffe

In der Hundspetersilie findet man das gleiche Alkaloid wie im gefleckten Schierling, nämlich Coniin, es kommt allerdings in der Hundspetersilie nur in sehr geringer Konzentratlon – 0,00023 % – vor.

Wirkweise

Die Wirkungen des Coniins wurden unter »Schierling« beschrieben. Der Pharmakologe O. Geßner beschreibt eine Vergiftung mit Hundspetersilie: »Daß selbst kleinere Mengen Hundspetersilie Vergiftungen erzeugen können, beweist ein Vergiftungsfall, der durch Verwechslung mit Petersilienblättern (eine ›Handvoll‹ Hundspetersillenkraut zum Würzen einer Suppe) zustande kam: Anderthalb Stunden nach dem Essen traten Übelkeit, häufiges Erbrechen, Leibschmerzen, Stuhl-

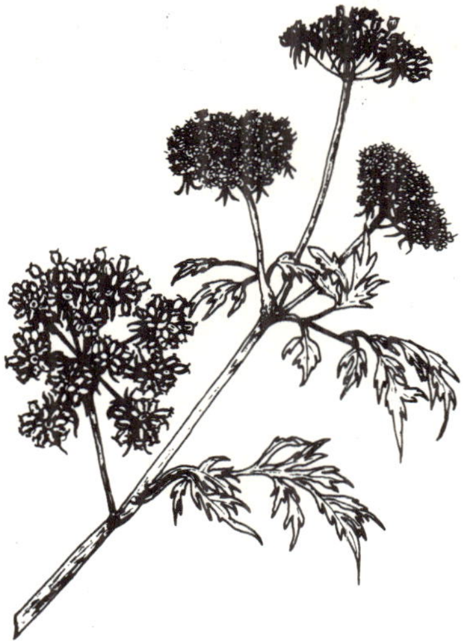

drang und Durchfälle ein; ... und leichte Lähmungserscheinungen wurden beobachtet, das Bewußtsein war nicht getrübt.«[1]

In der Medizin wird die Hundspetersilie in der Homöopathie bei Ohnmachten und Krämpfen mit Bewußtseinstrübungen eingesetzt.

Zur Verwendung der Hundspetersilie in den Hexensalben wird auf das unter »Schierling« Gesagte verwiesen.

1. O. Geßner, Die Gift- und Arzneipflanzen in Mitteleuropa, Bielefeld 1953, S. 19.

Opium ist der getrocknete Milchsaft unreifer Samenkapseln des **Schlafmohns** *Papaver somniferum.*

Beschreibung und Vorkommen

Der Schlafmohn ist eine einjährige Pflanze mit einem bis zu 1,50 m hohen, kahlen Stengel und grundständigen, krausen blaubereiften Blättern. Die weißen oder purpurroten Blüten bringen glatte, längliche Samenkapseln hervor. Zur Opiumgewinnung wird der Schlafmohn in Osteuropa, in Kleinasien und vor allem in Südostasien angebaut.

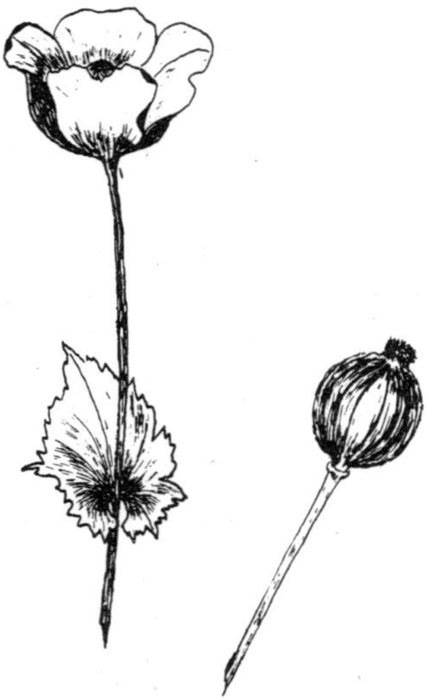

Inhaltsstoffe
Im Milchsaft der Kapseln werden 20 verschiedene Alkaloide gefunden; das wichtigste Alkaloid ist Morphin, von Bedeutung sind auch noch die Nebenalkaloide Narcotin, Codein, Papaverin, Thebin und Narcin.
Wirkweise
Hier soll nur kurz die Wirkung des Hauptalkaloids Morphin erörtert werden:

- durch Beeinflussung des Großhirns und vermutlich auch des Zwischenhirns wird die Schmerzempfindlichkeit stark herabgesetzt;
- durch Herabsetzung der geistigen Aktivitäten tritt eine sedierende (beruhigende) Wirkung ein;
- Unlust- und Angstgefühle werden reduziert, ein Zustand des Wohlbehagens, ein euphorisches Gefühl stellt sich ein.

Den Alten waren diese Wirkungen des Opiums wohlvertraut; Dioscorides schreibt über den Mohn: »… haben eine krafft, damit sie erkühlen: Deswegen man zur Beförderung deß Schlaffs das Haupt mit der Brüh, da man Blätter mit ihren Köpfen inn gesotten sindt, zu bähen oder dieselbe auch zu trincken pflegt … Der Monsafft welchen man zu Latein Opium nennet, pflegt mehr zu kühlen, zu trücknen und dick zu machen, bringt den Schlaff und legt den Schmertzen. Desselben aber mehr eingenommen, bringt Schaden; dann er

macht unüberwindlichen Schlaff bis zum Todt welchen die Griechen Lethargum nennen.«
In der Medizin wird zwar Opium immer noch als schmerzstillendes Mittel eingesetzt, obwohl besser wirkende Schmerzmittel synthetisiert wurden. Die Droge gelangt ferner bei Husten und Durchfall zum Einsatz.
In die Hexensalbe wurde das Opium wohl aufgenommen, weil das Morphin wegen seiner sedierenden und euphorisierenden Wirkungen die Eigenschaften der Nachtschatten-Inhaltsstoffe »sinnvoll« ergänzte und auch einige negative Wirkungen abmilderte.

Indischer Hanf *Cannabis sativa, var. indica*

Beschreibung und Vorkommen
Diese einjährige Pflanze erreicht eine Höhe von 2 bis 3 m. Die Stengel tragen große, handförmig geteilte Blätter. Die unscheinbaren männlichen Blüten sitzen endständig, die weiblichen Blüten sitzen seitlich, beide auf getrennten Pflanzen. Diese alte Kulturpflanze wird in Süd- und Osteuropa, in Mittelamerika und vielen anderen Teilen der Welt angebaut.

Inhaltsstoffe
Als Rauschdroge wird der Hanf in zwei Formen genutzt: Marihuana (Maria und Johann – Anspielung auf die Zweihäusigkeit des Hanfs) besteht aus den getrock-

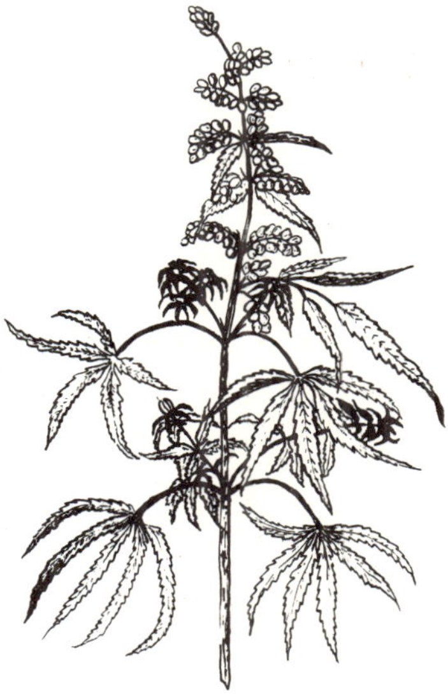

neten, blühenden Spitzentrieben der weiblichen Pflanze; Haschisch (von assasin = Mörder) besteht aus Harzen, die in den winzig kleinen Drüsen der Blätter und Blütenstände der weiblichen Pflanze produziert werden. Es enthält mehr Wirkstoffe als Marihuana.
Die Harze der Hanfpflanze enthalten mehrere Cannabidoide, von denen nur das Tetrahydrocannabiol (THC) halluzinogene Wirkung besitzt.

Wirkweise

Schon in geringer Menge sorgt das THC für ein Ansteigen des Serotingehaltes im Gehirn. Dadurch werden bestimmte Hirnbezirke aktiviert, die für Herztätigkeit,

Darm und Blasenfunktion und Triebbefriedigung zuständig sind; andere Bezirke werden gelähmt, die für die Reizaufnahme und -verarbeitung verantwortlich sind; die Bewegungen werden langsamer und unsicherer.
Die Folgen dieser Serotinausschüttung sind: Unruhe, Vorfreude auf das zu Erwartende, Halluzinationen, Bewußtseinserweiterungen.
Hier ist nicht der Ort, das Für und Wider des Haschischgebrauches zu diskutieren. Dennoch sollen zwei Zitate gebracht werden, die die Unsicherheit der Forschung auf diesem Gebiet veranschaulichen: Erich Hesse, ein bekannter Toxikologe, behauptet: »Die regelmäßige Aufnahme des Giftes (Haschisch) führt zur Sucht und auf die Dauer zu schweren psychischen Schäden. Psychomotorische Unruhe, manische Zustände leiten über eine zunehmende Verblödung zu einer unheilbaren Demenz über. Daueraufenthalt im Irrenhaus ist das Ende.« In der Londoner Times äußerten sich 1967 angesehene Wissenschaftler und Künstler so, daß die Gesetzgebung gegenüber Cannabis »unmoralisch im Prinzip und in der Praxis nicht funktionierend« sei; sie fordern seine Freigabe; »... Haschisch (ist) von allen freudenspendenden Drogen die unschädlichste, vor allem weniger schädlich als Alkohol.«[1]
Der Haschischgebrauch geht auf die Assyrer und Skythen zurück; auch in Persien, Indien und China wurde

1. Zit. nach W. Schmidtbauer, J. v. Scheidt. a. a. O., S. 43 ff.

schon früh dieses Rauschgift genutzt. Heute ist seine Verbreitung weltweit. Angebaut vor allem in Indien, China, den arabischen Ländern und Mexiko, wird er unter den Namen Heu, Gras, shit, joint, Kif, pot u. a. Bezeichnungen illegal vertrieben.

Als Bestandteil der Hexensalben war Haschisch durchaus in der Lage, die Wirkungen der Solanaceen-Alkaloide zu ergänzen: Der Haschischraucher fühlt sich körperlich leicht, er hat das Gefühl zu schweben, seine Phantasie wird angeregt, bunte Visionen steigen auf. Das alles kann auch die Hexen beflügelt haben, durch die Lüfte zu fliegen und den Teufelssabbat zu erleben.

Weitere pflanzliche Ingredienzien

Fünffingerkraut *Potentilla repens*

Dieses Kraut wird häufig als Bestandteil von Hexensalben genannt; es ist nicht exakt zu bestimmen, ob es sich um das heute so benannte kriechende Fünffingerkraut handelt oder ob Blutwurz (Potentilla erecta) gemeint ist. Beide Pflanzen haben keine besonderen Inhaltsstoffe, die an die Wirkungen der oben beschriebenen Pflanzen erinnern.

Aufgrund seiner Inhaltsstoffe (Catechingerbstoff, Tormentilirot) wird das Fünffingerkraut in der Volksmedizin bei akuten Entzündungen der Schleimhäute eingesetzt. O. Brunnfelß traut diesem Kraut noch mehr zu: »Die Wurtzeln gesotten in Regenwasser und den Dampf von unten hinauf gelassen und danach dessen Pulver gemischt mit Honig im Pflaster auf den Bauch der Frau gelegt, hilft, daß sie besser empfängt.« Von diesem aphrodisischen zum magischen Kraut, das in die Hexensalbe gehört, ist kein weiter Weg. Das um so mehr, als die Blutwurz fünfblättrig ist, ein Umstand, der ihm ohnehin eine Vorzugsstellung unter den magischen Kräutern verschafft.

Sellerie *Apium graveolens* (Eppich)

Beschreibung und Vorkommen (siehe S. 127)
Die Früchte des Selleries enthalten bis zu 3 %, die Wurzelknolle bis 0,01 % ätherisches Öl. Die verschiedenen Bestandteile dieses Öls wirken beruhigend auf Magen und Darm, treiben den Harn und »reinigen« das Blut. In diesem Sinne wird der Sellerie heute noch in der Volksmedizin verwendet.
Die Wirkstoffe des Selleries geben keine Hinweise auf seine Verwendung in der Hexensalbe. Vielleicht kann sein Einsatz als Aphrodisiakum (siehe S. 127 ff.) oder die ihm zugeschriebene Zauberwirkung ihn als Bestandteil dieser Salben empfehlen.

Selbstversuche

Wenn man den Autoren – Naturwissenschaftlern, Ärzten, Rechtsgelehrten – des Mittelalters und der Zeit danach folgt, waren die Nachtschattengewächse die Hauptbestandteile der Hexensalben. Die weiteren Ingredienzien wie Eisenhut, Schierling und Taumellolch konnten die Wirkung der Solanaceen noch unterstützen. Nicht ganz plausibel ist bis heute die Verwendung der zuletzt genannten Pflanzen (Sellerie, Fünffingerkraut u. a.) bei der Zubereitung dieser Salben.

Die Wirkungen der einzelnen Rauschdrogen und ihrer Reinalkaloide wurden ausführlich erörtert; damit ist jedoch keineswegs geklärt, wie die Kombination verschiedener Pflanzenwirkstoffe in bestimmten Rezepturen der Hexensalben auf den Menschen wirken. Auch die Konzentration dieser Giftstoffe in Teilen der gleichen Pflanze stand für die Salbenbereiter nicht fest. Welche Rolle spielen die Nebenalkaloide? Auch die seelische Verfassung der Probanden ist von entscheidender Bedeutung für das Rauscherlebnis. Vor allem aber waren es die Erwartungshaltung und der Erfahrungshorizont der Menschen der damaligen Zeit, die das im Rausch Gesehene wesentlich bestimmten.

Übereinstimmend zieht sich durch alle Schilderungen der halluzinogenen und visionären Zustände der »Hexen auf großer Fahrt« wie ein roter Faden: das Erlebnis des Fliegens, erotische Exzesse, Verwandlung in Tiere. Diese Visionen konnten durchaus mit Hilfe der verwendeten Drogen zustande kommen. Die Tatsache aber, daß die Berichte über diese Sabbat-Flüge in der Hauptsache auf »zurechtgefolterten« Geständnissen der angeblichen Hexen beruhen, gibt Gewißheit, daß diese Berichte stark verzerrt und mit Scheußlichkeiten angefüllt wurden, um eine Verurtellung dieser Frauen in jedem Fall durchzusetzen. Es galt, die Hexen als Verbündete des Teufels bloßzustellen, und das am besten mit solchen Mitteln, die den damals lebenden Menschen sensationell erscheinen mußten: der Ritt der nackten Hexen in Backtrögen, auf Besenstielen oder Böcken und Sauen; Geschlechtsverkehr mit dem Satan in Bocksgestalt und andere sexuelle Perversionen; die Verspottung kirchlicher Riten und die Verhöhnung Gottes.

Einverständnis besteht allerdings über die Anwendung der Salben. Sie werden zumeist auf die Schleimhäute der Genitalzone oder unter der Achselhöhle aufgetragen, dort werden die Wirkstoffe der Alkaloide in den Salben in ausreichender Menge resorbiert.

Inzwischen ist viel Forscherfleiß aufgebracht worden, um das Geheimnis der Hexensalben aufzuhellen. Dazu trugen nicht zuletzt auch die Selbstversuche bekannter Toxikologen und Volkskundler bei, die am eigenen Körper mit den Alkaloiden der Hexensalben experimentierten. Die ersten Versuche mit diesen Salben wurden schon während der Zeit der Hexenverfolgungen durchgeführt. Von dem Naturwissenschaftler Pierre Gassendi (1592–1655) ist bekannt, daß er mit Einreibungen von Nachtschatten–Auszügen Selbstversuche anstellte. Gegen Ende des vorigen Jahrhunderts wurden diese Versuche von J. K. Kiesewetter wieder aufgenommen. Wie gefährlich solche Experimente selbst für einen Experten der Hexenmagie sein können, erhellt aus der Tatsache, daß Kiesewetter bei einem Selbstversuch sein Leben ließ.

Im Jahre 1925 setzte der Pharmakologe H. Fühner diese Versuche fort, Versuche, die auch heute noch von der Wissenschaft anerkannt sind. Fühner stand zunächst vor der schwierigen Aufgabe, die seit dem späten Mittelalter herausgegebenen Schriften, die etwas zum Thema Hexensalben aussagen, zu durchforschen und dabei zwischen ernst zu nehmenden Berichterstattern und leichtfertlgen Vielschreibern zu unterscheiden. Er fand eine Anzahl von Autoren, auf die er sich stützen konnte, allerdings wurde ihm nirgendwo ein fertiges Rezept einer bestimmten Hexensalbe präsentiert.

Auffallend war jedoch, daß immer wieder die Nachtschattengewächse in den Rezept-Vorschlägen auftauchen, und darauf mußte sich das Interesse der Forscher richten. Erstaunlich ist dann, daß sich die Erfahrungen der modernen Wissenschaftler in den Selbstversuchen genau mit den Berichten aus der Zeit der Hexenverfolgung decken.

So schreibt zum Beispiel Gianbattista Porta von einer alten Vettel: »Nach dem sie nun außgezogen / hat sie sich gantz und gar / ich weiß nit mit was Salben / geschmieret / welches uns den durch ein spaltlein der Thüren wol ist zu sehen gewest. Also ist sie auß krefftiger wirkung der schlaffmachenden Salben zu boden gefallen / und in einen tiefen schlaff versunken. Wir aber sind zugefahren / die Thür geöffnet / und ir die haut ziemlich erbehrt (gegerbt). Aber so hert hat sie geschlaffen / daß sie es nit umb ein haar empfunden hetze. Nach solchem sind wir widerumb hinauß gewichen / der sachen weiters außwarten wöllen. So bald nun der Salbung kraft nachgelassen / ist sie einstmals erwachet / und viel seltzamer stemoneyen / wie sie über Berg und thal gefahren sey / erzahlet. Wir verneineten es / sie wolt recht haben / wir wiesen jhr die streich / aber es war verloren / in summa / es war bei ihr all unser fürnehmen und handeln / nit anderst / denn als der in einen kalten Ofen blast.«[1]

Das entspricht in etwa dem, was Selbstversuche zu Tage fördern. Jedenfalls meint Führer nach seinen Selbstversuchen: »Es kann darum keinem Zweifel unterliegen, daß die narkotische Hexensalbe ihre Opfer nicht nur betäubte, sondern auch den ganzen schönen Traum von der Luftfahrt, vom festlichen Gelage, von Tanz und Liebe sinnfällig erleben ließ, daß es nach dem Wieder-

1. Zit. nach G. Völger u. a., Rausch und Realität, Hamburg 1982, Bd. 2, S. 622 f.

erwachen von der Wirklichkeit des Erträumten überzeugt war.«[1]
Führer müssen die Selbstversuche des Volkskundlers Will-Erich Peuckert bekannt gewesen sein, die dieser im Jahre 1927 durchführte. Peuckert berichtet darüber: »Wenn die Zusammensetzung der Salben jedem Kundigen schon den Anhalt gibt, daß hier narkotisierende und betäubende Substanzen zur Verwendung kamen, so schien es mir doch richtig, diesbezügliche Versuche anzustellen. Ich ahmte, zusammen mit einem befreundeten Breslauer Rechtsanwalt, vor nunmehr vierzig Jahren eine dieser Salben nach, indem wir einen Absud Hyoscyamus, das ist Bilsenkraut, Datura stramonium, das ist Stechapfel, herstellten, zusammen mit Sellerie und Pferdebohnen in eine ölige Mischung brachten, und – wie die Hexen – Schläfen und Achselhöhlen damit salbten. Ja, etwas Mohn und Aconit war noch dabei. Und das Ergebnis war ein jenen Salben der Hexen ungefähr Entsprechendes; wir träumten erst wilde und dann noch ungehemmte Flüge, darauf wüste Feste, welche einem entfesselten Jahrmarktstreiben glichen und mündeten schließlich in erotische Zügellosigkeiten ein, auf welche das Erwachen und ein arger, ungemütlicher ›Kater‹ folgte. Alles in allem waren es Träume, die dasjenige erleben machten, was Hexen auf ihren nächtlichen Fahrten und den Sabbathen erleb-

1. H. Fühner, Solanaceen als Betäubungsmittel, in Archiv für pharmakologische und experimenzelle Pathologie 111. 1925, S. 286.

ten, freilich, gemäß der Zeit, in der sie und in der wir lebten.«[1]

An anderer Stelle berichtet Peuckert (von dem gleichen Versuch, oder einem anderen?): »Wir hatten wilde Träume. Vor meinen Augen tanzten zunächst grauenhaft verzerrte menschliche Gesichter. Dann plötzlich hatte ich das Gefühl, als flöge ich meilenweit durch die Luft. Der Flug wurde wiederholt durch tiefe Stürze unterbrochen. In der Schlußphase schließlich das Bild eines orgiastischen Festes mit grotesken sinnlichen Ausschweifungen.«[2]

Die Notizen, die Peuckert und der befreundete Rechtsanwalt unmittelbar nach dem »Traum« – beide unabhängig voneinander – niederlegten, zeigten große Übereinstimmung. Jedenfalls kam Peuckert zu dem Schluß, daß sich die von ihm erlebten Traumszenen mit den Berichten der Hexen früherer Zeiten deckten: »Für mich besteht nach diesem Experiment kein Zweifel mehr, daß es im Mittelalter Frauen gegeben hat, die vermutlich die gleiche oder eine ähnliche Salbe benutzt haben und entsprechende Rauscherlebnisse hatten. Hinterher haben sie dann vermutlich den Traum für bare Wirklichkeit gehalten.«[3]

Auch der Biologe Wilhelm Mrsich wagte sich an einen Selbstversuch mit einer Hexensalbe, deren Ingredien-

1. W. E. Peuckert im Anhang zu C. J. Baroja, a. a. O., S. 316.
2. Zit. nach »Die Welt« vom 10. 3. 1960.
3. Ebd.

zien er nicht verraten will. Er hielt sich sklavisch an die überlieferten Vorbereitungsriten. In der Walpurgisnacht 1932 bestrich er sich Schamgegend, Damm und After sowie die Achsenhöhlen und Kniekehlen mit der Salbe, klemmte sich den Besenstiel zwischen die Beine und legte sich in einen Einbaum, da er einen adäquateren Ersatz für den Backtrog nicht auftreiben konnte. Seine Erlebnisse schildert Mrsich so: »Der Körper, den ich verlassen hatte, lag wie tot im Kahn. Ich selbst, mein Astralleib … schwebte. Ein Wunsch, ein Gedanke genügte, um mich hinaus zu befördern, wohin ich wollte. Alle Bewegungen waren von euphorischen Lustgefühlen begleitet … ich wünschte mich an den nächsten Ort einer Walpurgisnacht. Im Nu war ich dort. – Das Bild, das sich mir bot, war unbeschreiblich. Nackte weibliche Wesen von unsagbarer Schönheit schwebten dort umher. Waren es Feen, Göttinnen, Teufelinnen? Ich weiß es nicht. Menschliche Astralleiber waren es bestimmt nicht. Dazu waren sie zu schön. Ich sah also am Orte der Orgie keine Menschenwesen … Das einzige menschliche Wesen, das ich unter den Geschöpfen der Astralebene sah, war eine üppige, überaus sinnlich wirkende Gestalt einer Negerin, wohl einer Negerfürstin, von einem Sinnenzauber, wie ich es nie für möglich gehalten hätte. Außer den weiblichen Gestalten waren dämonische Wesen da; schreckerregend, aber doch grausig schön. Es ist kaum zu beschreiben. Diese Wesen haben nämlich etwas Unbeständiges an sich. Sie sind wie in fortwährendem fließenden Flimmern begriffen, wie quirlige, schillernde Dämpfe. Entstehen immer eines aus dem anderen, schimmernd, perlend, unfaßbar. Ich mische mich in den Reigen, wünsche mich zu der nackten Fee, die mir als die schönste erschien. Ihr Sinnenzauber war unschilderbar; – und ich vereinte mich mit ihr ... Verglichen mit der Vereinigung zwischen einem menschlichen Astralleib und dem durchsichtigen, feinstofflichen Leib eines Wesens der Astralebene ist die geschlechtliche Vereinigung zweier Menschenkörper eine armselige Stümperei und der Orgasmus der körperlichen Liebesextase ein stumpfsinniges, täppisches Getast. Zwei Astralleiber dringen bei der Vereinigung nicht nur zum kleinen Teil ineinander wie Menschenleiber, nein, sie durchdringen sich ganz, durchschweben einander und berühren sich dabei mit allen Teilen ihres Leibes, was eine unsagbare, überirdische Wonne verursacht ...

Ich erlebte diesen übersinnlichen Genußrausch, diese Orgie des Gefühls der Psyche nicht nur einmal. Ich stürzte mich von Leib zu Leib, durchschwebte, durchkostete immer wieder neue und, wie mir schien, schönere; von Schauern durchrieselt, von Wonnen durchbebt, von Lust durchtränkt. – Es wollte schier kein Ende nehmen. Bis schließlich auch mein Astralleib ermattet sank. Ich spürte nur noch dieses Sinken, wie in weichen, unendlich zarten, weißen Schwanenflaum ...

Mrsich stellt dann die Frage, die für unsere Thematik

von Bedeutung ist: »Was war nun von dem geschilderten Erlebnis wirklich?« Seine Antwort: »Was ... während und nach dem Austritt des Astralkörpers geschah, hatte so sehr den Charakter des Realen, daß es schwer fällt, es anders zu werten. Es sei denn, man ließe als real nur gelten, was unser fleischlicher Körper tut und empfindet. Die Grenzen des Wirklichen sind fließend von der leisesten inneren Regung bis zum realen (verdichteten) materiellen Geschehen. Letztlich ist alles nur Dichtung in des Wortes Doppelsinn. Wer einmal eine Erweiterung seines Bewußtseins erlebt hat, der weiß das. Der obige Bericht gibt Gelegenheit, darüber nachzudenken.«[1]

Ein weiterer Experimentator, Siegfried Ferckel, berichtet von einem Selbstversuch aus dem Jahre 1959: »In fast allen uns überlassenen Akten von Hexenprozessen taucht an irgendeiner Stelle das Wort Hexensalbe auf. Da aber in fast keiner der Akten die Zusammensetzung einer solchen Salbe angegeben ist, liegt ihre genaue Zusammensetzung noch heute weitgehend im Dunkeln.

Mir gelang es jedoch durch Zufall, ein freilich sehr mangelhaftes Rezept aus zweiter Hand zu bekommen. Zwar fehlten die Gewichtsangaben und die Beschwörungsformeln: Aber trotzdem experimentlerte ich munter drauflos.

Abends rieb ich mir, streng nach Vorschrift, mit dieser

1. W. Mrsich, Erfahrungen mit Hexen und Hexensalben, in: Unter dem Pflaster liegt der Strand, Bands, Berlin 1978, S. 109 ff.

Salbe die Herzgegend ein. Als ich nach 45 Minuten noch keine Wirkung verspürte, schmierte ich mir die ganze Salbe auf die Brust.
Es vergingen nun keine 5 Minuten, bis mein Herz wie rasend zu schlagen anfing und mich ein starkes Schwindelgefühl überkam. Als ich zufällig in den Schlafzimmerspiegel blickte, erschrak ich fast, denn mein Gesicht war völlig entstellt; die Pupillen fast so groß wie die ganzen Augen, die Lippen bläulich dick geschwollen und das ganze Gesicht kreideweiß mit abgegrenzten hochroten Backen. Jede Bewegung erhöhte mein Schwindelgefühl ins Unerträgllche. Um diese Empfindung nicht noch zu erhöhen, verhielt ich mich ganz still. Eine unheimliche Spannung erfaßte mich, und ich strengte mich vergebens an, mich genau zu kontrollieren. Keines meiner Glieder ließ sich mehr bewegen. Für einen Moment schloß ich die Augen und begann nun, zuerst langsam und dann immer schneller zu fallen. Ich konnte nicht schnell genug die Augen öffnen; denn irgendwie fühlte ich mich macht- und hilflos. Plötzlich begannen die Wände und die Zimmerdecke sich wellenförmig zu bewegen und mit lautem Knall zusammenzuschlagen. Die harmlosesten Gegenstände nahmen etwas Drohendes und Drückendes an, und aus den Bilderrahmen starrten mich böse Gesichter an, die sich mit unheimlicher Lautlosigkeit und Tücke bewegten. Ich mußte es aufgeben, einen klaren Gedanken zu fassen.

Aus dem Dunkeln strebten mir Gesichter zu, die erst verschwommen auftauchten, um dann Gestalt anzunehmen. Das ganze Zimmer war von einem rotviolettbläulichen Licht erfüllt, und ich hörte einen seltsam brummenden Pfeifton. Langsam wurde es vollkommen dunkel um mich, und ich schwebte mit großer Geschwindigkeit aufwärts. Es wurde wieder hell, und durch einen rosa Schleier erkannte ich verschwommen, daß ich über der Stadt schwebte. Die Gestalten, die mich schon im Zimmer bedrückt hatten, begleiteten mich auch auf diesem Fluge durch die Wolken. Immer mehr kamen hinzu und fingen an, um mich herum Reigen zu tanzen. Die Zeit kroch im Schneckentempo dahin, und jede Minute währte eine Ewigkeit.«[1]

Zum Abschluß dieser Experimente soll noch von einem »Selbstversuche« aus unseren Tagen berichtet werden, bei dem die schon erwähnten Asthmazigaretten als Rauschmittel verwendet wurden. T. Hauschild berichtet von einem Interview eines Studenten mit einem »Neugierigen«:

Frage: Wann und in welchem Zusammenhang hast du Bilsenkraut eingenommen?

A: Ich kannte in X einen Typen, der hat sich mit spirituellen Sachen beschäftigt, sich auch so Hexensalben zusammengemischt, und der sagte mir einmal, daß diese Atropine, diese Dr. Körbers Asthmazigaretten, sehr

1. Leserbrief S. Ferckels an eine naturwissenschaftliche Zeitschrift, Ablichtung liegt hier vor.

guten Törn verursachen und ich das mal ausprobieren sollte. Na ja, und dann bin ich durch die Apotheken gezogen und hab' noch so ein paar von den Dingern erwischt.

Nachdem A. neun alkaloidhaltige Zigaretten – in wenig Wasser aufgebrüht – eingenommen hatte, erlebte er intensive, mehrere Stunden anhaltende Rauschzustände mit vielen der auch in bisherigen Selbstversuchen festgestellten Wirkungen: Er hatte Gefühle der Körperveränderung (»Meine Beine kribbelten. Ich hatte das Gefühl einer Hautkrankheit.«), schwebte über dem Boden, konnte sich nach Wunsch in als realistisch erlebte Situationen versetzen, beschleunigte sich bis zur »Lichtgeschwindigkeit« und flog dann durch Menschen und Häuser hindurch in eine benachbarte Stadt, wo er Bekannte in einem Lokal traf. Bis heute ungeklärt ist für A., ob er am nächsten Tag nüchtern bestätigte, sehr »realistische« Eindrücke von seiner »Reise« erst während des Rausches oder unbewußt schon in den Tagen vorher aufgenommen hat. Die einzige auffällige Differenz zwischen A's Aussagen und den Berichten der Nachtfahrenden oder modernen Experimentatoren ist, daß er keine sexuellen Erlebnisse hatte. Allerdings könnte man ein »Aufwallen« oder »Gebrodele« in dieser Richtung interpretieren, das er beim Durchfliegen einer Frau verspürt hatte.[1]

1. T. Hauschild, Hexen und Drogen, in: Rausch and Realität, a. a. O., S. 628.

Können die zahlreichen Berichte über den Hexenflug und die Selbstversuche ausreichend erklären, daß die Levitation der Hexen und ihre Abenteuer auf dem Sabbat mit Hilfe rauscherzeugender Alkaloide in ihr Gehirn gepflanzt wurden? Ist es nicht der Erwartungshaltung der Forscher zuzuschreiben, daß sie fast übereinstimmend die gleichen Traumerlebnisse hatten und wiedergaben – zumal sie sich doch von Berufs wegen mit dem Umfeld der Hexen gründlich zu beschäftigen hatten?
Der Volkskundler K. Baschwitz hält offensichtlich nicht viel von der Wirksamkeit der Hexensalben. Er meint, die wirksamen Bestandteile der beigemengten Giftpflanzen seien nicht so konzentriert, als daß ein Einreiben in die Haut genüge, um eine Betäubung oder einen Rauschzustand hervorrufen zu können. Das würde auch von Fachleuten bestätigt.
Baschwitz erwähnt auch den Selbstversuch von Peukkert, meint aber, daß die Schlußfolgerung, die Peuckert aus seinen Selbstversuchen zieht, nämlich daß das Entstehen des Wahnbildes vom Hexensabbat als Folge der Wirkung der Salben aufzufassen sei, voreilig ist. »Wer in gespannter Erwartung und mit einer gewissen Gutgläubigkeit sich einem solchen Versuch unterzieht, der kann wohl entsprechende Träume in sich wecken, auch wenn er sich nur einbildet, daß die Salbe etwas damit zu tun habe. – Die Nachricht von diesem Experiment ging durch die Presse, und einige Redakteure der niederländischen Zeitschrift ›Televisier‹ wurden dadurch

angeregt, es nachzutun. Eingeschmiert mit der Salbe, brachten sie eine unbequeme Nacht zu. Von irgendwelchen Einflüssen auf ihren Geisteszustand merkten sie aber nicht das geringste.«[1]
H. P. Duerr versucht in seinem Buch »Traumzeit« diese Widersprüche zu überbrücken, indem er nachweist, daß die Hexen zwischen Rausch und Wirklichkeit wie auf einem Zaun sitzen, von dem aus sie beide Welten betrachten und erfahren (dazu: Ableitung des Wortes Hexe von haagazussa = Zaunreiterin).[2]

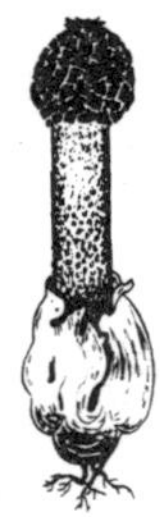

Stinkmorchel Phallus impudicus

1. K. Baschwitz, Hexen und Hexenprozesse, München 1963, S. 115.
2. H. P. Duerr, a. a. O., 5. 62.

Pflanzen, die Liebe bringen oder nehmen

Liebeszauber

Die im vorigen Abschnitt besprochenen Flugsalben konnten wohl nur wenige Frauen bereiten und sachgemäß anwenden. Sie bewahrten das Geheimnis der Rezeptur sorgfältig bei sich und gaben sie nur mündlich an ihre Adepten weiter.
Jedoch der Volksglaube traute den weisen Frauen daneben noch andere magische Fähigkeiten zu. Diese Frauen waren exzellente Botanikerinnen; sie wußten um die Heilkräfte bestimmter Pflanzen. Und wer aus diesen Kräutern für alle möglichen Krankheiten Heiltränke zubereiten konnte, der mußte doch auch in der Lage sein, die magischen Wirkungen der Pflanzen zu nutzen. So ist auch alles, was auf den folgenden Seiten abgehandelt wird, im Reiche des Wunschdenkens oder gar der Zauberei anzusiedeln.
Auf jeden Fall ist mit »modernen« naturwissenschaftlichen Methoden nicht zu erklären, auf welche Weise bestimmte Inhaltsstoffe der Pflanze die Liebeskraft fördern, Liebe wegzaubern, das Wetter beeinflussen, Schaden stiften und andere Taten zum Wohl oder Wehe der Menschen vollbringen können. Nur – wer gibt

uns das Recht, den Glauben der Menschen der damaligen Zeit an die Kräfte der Pflanzen zu kritisieren? Sie hielten viel von diesen geheimnisvollen Pflanzenkräften, und wer diese Kräfte nutzen konnte, war mächtig. Warum sollten da die Pflanzen nicht das Mittel sein, die Liebe des Partners zu wecken und zu erhalten? Wenn allerdings im folgenden von Liebe die Rede ist, wird zumeist die körperliche Liebe, der Geschlechtsakt angesprochen, dazu kommt noch, daß die meisten Pflanzen, die auf dem Gebiet der Erotik empfohlen werden, nur dazu geeignet scheinen, die Potenz des Mannes zu stärken.

Aphrodisiaka

Diese Liebesmittel leiten ihren Namen von Aphrodite ab, der griechischen Göttin der Liebe. Das weist schon darauf hin, daß »natürliche« und magische Mittel, die in der Lage sind, den Geschlechtstrieb zu steigern, eine lange Tradition haben. Noch heute sind diese Aphrodisiaka – und nicht nur bei »primitiven« Völkern unverzichtbare Mittel, Sexus und Eros zu beflügeln. In unserem Kulturkreis übernahmen Druiden und Priester die Erfahrungen der Ägypter, Griechen und Römer, die Hexen gaben dann diese Traditionen weiter, sie setzten vor allem eine Unzahl von Pflanzen ein, um vornehmlich »eyn teutsches Mannsbild bey Kräfften zu halten«. Sicherlich war gerade in diesem Bereich der Wunsch der Vater des Gedankens; wir lächeln heute darüber, daß einige Pflanzenteile, nur weil sie den menschlichen Geschlechtsteilen ähneln, Hilfe in Liebesnöten bringen sollen. Der Aberglaube in Liebesdingen hatte jedoch tiefere Wurzein; er gründete auf der schon erwähnten Vorstellung, daß Menschen und Pflanzen von Dämonen bewohnt und daß diese Dämonen auch für die sexuelle Erregung oder die Empfängnisbereitschaft der Frau zuständig seien.

Nun wird auch verständlich, daß man damals bestimmte Pflanzen oder Pflanzenteile mit den menschlichen Geschlechtsteilen gleichsetzte und daraus erotische Kräfte ableitete: Äpfel standen für Brüste; der Stinkmorchel (Phallus impudicus) war Symbol für den Penis; zwei Kirschen bezeichneten die Hoden; Pfirsich und Pflaume wurden verglichen mit der Vulva – um nur einige Beispiele zu nennen, die ja auch heute noch Symbolwert haben. Wenn man nun bedenkt, daß in der Volksmedizin der damaligen Zeit der Grundsatz galt, »Gleiches mit Gleichem« zu heilen, dann wundert es nicht mehr, daß Pflanzenteile, die den Geschlechtsteilen gleichen, auch als Mittel zu deren Kräftigung angesehen wurden.

Einige Beispiele, die von bekannten Volkskundlern gesammelt wurden, sollen diese Zusammenhänge noch deutlicher machen. Große Bedeutung in der volkstümlichen Erotik hatte die Haselnuß, sie wurde als Symbol für das weibliche Geschlechtsteil aufgefaßt. »Die Frau, die nur schwache Wollustgefühle entwickelte, nimmt eine Nuß, pißt auf den Kern und sagt: ›Höre, volle Nuß, so wie dein Kern voll ist, so soll auch meine Vulva voll sein‹, Der Mann, der nicht mehr coitieren kann, geht zu einem Nußbaum, der zum erstenmal blüht, schlägt mit dem Penis auf ihn und sagt: ›Höre, du Nußbaum, so wie du voll Blüten bist, möge auch mein Zumpt sein.‹ Dann schlägt er ihn mit den Hoden und geht fort. – Die unfruchtbare Frau beutelt den Haselstrauch, bepißt ihn und sagt: ›So wie du geraten bist, so möge auch ich ein Kind gebären.‹ – Wer aus Altersgründen impotent wurde, geht zum Pflaumenbaum (Pflaume – Hoden), schlägt dreimal darauf und sagt: ›O Zwetschgenbaum, in dir befindet sich die große Kraft, auch bei mir soll sie vorkommen.‹ – Oder er bohrt mit dem Bohrer die Eiche bis zum Herzen an (Eichel – Glied), steckt seinen Penis hinein und sagt: ›O Eiche, so wie dein Herz gesund ist, so möge auch mein Penis gesund sein.‹«[1]

Der Apfel war das Mittel des Liebeszaubers schlechthin. Mit seiner Hilfe konnte man noch am ehesten die Liebe des Partners gewinnen. Das ging so: Das Mädchen trägt einen Apfel unter der Achsel auf der bloßen Haut,

1. Aigremont, Volkserotik und Pflanzenwelt, Brensbach 1978 (Nachdruck), S. 4 ff.

bis er ganz vom Schweiß durchzogen ist, und gibt ihn dem ahnungslosen Burschen der Wahl zu essen. Mit dem Schweiß geht dann die Liebe auf den Partner über. Im Spreewald erringt das Mädchen die Liebe des Jungen, wenn sie sich während der Nacht einen Apfel zwischen die Beine auf die Scham legt, ihn durchschwitzen läßt und ihn dann dem Geliebten zu essen gibt.[1]
Bei der Bezauberung der Mädchen spielt auch die Melone eine große Rolle. Der junge Mann schenkt der Angebeteten eine Melone (Melone – Vulva), die von selbst aufgeplatzt ist, sogleich wird ihre Vulva aufspringen. – Wer keine Schamhaare hat und impotent ist, geht zur Karde, pißt sie an und sagt: »O Karde gib mir Haare, wie du sie besitzest, und gib mir einen Zumpt wie einen Schlägel!«[2] Diese Gleichsetzungen finden noch bei vielen Pflanzen ihre Entsprechung: Rohrkolben – Tyhia latifolia – (Bumskeule) = Penis, Feige = Vulva oder Penis usw. Gehörten diese Vergleiche bestimmter Pflanzenteile mit den Geschlechtsorganen und daraus gewonnene Liebeskraft eindeutig in den Bereich des Liebeszaubers, so glaubte man später, daß den Pflanzen – ungeachtet ihrer Gestalt – Kräfte oder sogar Wirkstoffe innewohnen, die den Geschlechtstrieb beeinflussen können.
Wenn man einmal von Übertreibungen und offensichtlichen Betrügereien beim Umgang mit solchen Mitteln

1. Aigremont, a.a.O., S. 4 ff.
2. Aigremont, a.a.O., S. 4 ff.

absieht – was bleibt dann von der Wirkung der Pflanzen auf den Geschlechtstrieb? Festgestellt wurde bei einigen Pflanzen, daß deren Inhaltsstoffe die Blutzufuhr zur Lendengegend fördern und damit auch eine bessere Durchblutung der Genitalien bewirken; andere steigern die Harnabsonderung und können somit ein Stimulans für Erektionen sein. Weitere Wirkungen darf man nicht erwarten. Die Wissenschaft konnte bisher keinem Aphrodisiakum attestieren, daß es die Liebesfähigkeit und die Liebeskraft zu erhöhen vermag. Aber auch Placebos haben manchem Kranken schon geholfen, glaubt er nur fest daran!

Es ist also unumstritten, daß eine Beeinträchtigung der sexuellen Funktionen durch Aphrodisiaka nicht behoben werden kann. Vielleicht ist es möglich, durch diese Mittel »die normale oder leicht geschwächte geschlechtliche Leistungsfähigkeit« zu steigern. Das können aber die aphrodisischen Mittel nicht aufgrund ihrer Inhaltsstoffe leisten; vielmehr wirken sie auf dem »Wege der Einbildung und Suggestion. Und deren Wirksamkeit beim einzelnen sollten wir nicht unterschätzen, bei der Frau nicht, namentlich aber nicht beim Mann.«[1]

So setzte und setzt der Mensch seine Hoffnung in diese Hilfsmittel der Potenzsteigerung. Heutige Erkenntnisse sagen wohl aus, daß Aphrodisiaka sicherlich dort nichts stützen und fördern können, wo es nichts zu

1. V. Sigusch, Hosenwurz und Rutenmorchel, in: Sexualität konkret, Hamburg 1984, S. 335.

stützen und fördern gibt. Sie können schon gar nicht Gefühle wecken, wenn nicht die Bereitschaft und die Fähigkeit dazu vorhanden sind. Wichtige Voraussetzung für die körperliche Liebe ist die Gesundheit, und wenn diese durch die aphrodisischen Kräuter gefördert werden sollte, sind sie im weitesten Sinne echte Liebeskräuter.

Wem das nicht reicht, sollte sich zum Abschluß dieser Erörterungen die Ratschläge des Arztes C. Hellwig zu Herzen nehmen, der als Experte in Sachen Impotenz dies zum besten gibt:

»Nimm Nesselsamen/Fenchel-, Anis-, Pastinacken- und Steckrübensamen/weißen Senff/weißen und langen Pfeffer/jedes 1 Quintl. Leinsamen/Eichbaumsamen/jedes 1 halb Quintl. geschabten Priapi taurini und cervini (vom männlichen Gliede eines Ochsen und Hirschen) ... jedes anderthalb Quintl. Meer-Stinz, Venedischen Borax« und noch viele andere Ingredienzien; Hellwig wollte ganz sicher gehen, um helfen zu können, »wenn ein Mann nicht geschickt, den Samen von sich in die weibliche Mutter (Scheide) zu sprützen und das Venuswerk zu üben.«[1]

Die aufgezählten Ingredienzien der Liebesgetränke blieben durch die Jahrhunderte bis heute die gleichen. Erst in letzter Zeit wurden die uralten Rezepte ergänzt durch »wissenschaftlich erprobte« Stimulanzien, die zu-

1. L. C. Hellwig, Teutsch medizinisches Rezept-Buch vor die meisten Krankheiten der Manns-Personen, Frankfurt 1715, S. 2 f.

folge einer einschlägigen Reklame »die Schlafzimmer mit Explosionen der Wollust überziehen«.
Es wurde schon darauf verwiesen, daß die Aphrodisiaka ganz auf die Liebesnöte der Männer zugeschnitten sind. Das hat auch seinen Grund in einer Männergesellschaft, in der die »Eroberung« möglichst vieler Frauen bei ausgiebiger Betätigung des Penis schon immer eine Art Leistungssport war.
Im folgenden werden nun einige Pflanzen näher besprochen, die in der »Zeit der Verzweiflung« zum Repertoire der weisen Frauen gehörten, die damals und auch heute noch als Aphrodisiaka genutzt werden.

Petersilie *Petroselium crispum*

Von diesem Doldengewächs mit seinen 3- bis 4fach gefiederten Blättern – allgemein als Würzkraut bekannt – meinten die Alten:

> »Petersilie hilft den Männern aufs Pferd,
> Den Frauen unter die Erd.«

Damit sind die Wirkungen umschrieben, die der Volksglaube der Petersilie zutraute: sie diente den Männern als Potenzmittel und den Frauen als gefährliches Abtreibemittel. Für die abtreibende Wirkung dieser Pflanze ist ihr ätherisches Öl mit Apiol verantwortlich, das sich aller-

dings nur in geringen Mengen in Wurzeln und Früchten findet.
Wie alle aromatisch duftenden Pflanzen zählt die Petersilie zu den aphrodisischen Kräutern. Allerdings sind bis auf die harntreibenden Eigenschaften keine Wirkungen auf den Geschlechtstrieb zu erwarten. Nach Perger kann die Petersilie allerdings noch mehr: »Wenn man eine aus der Erde gezogene Petersilienwurzel noch einmal, und zwar im Namen einer gewissen Person einsetzt, so wird diese krank und stirbt. Auf diese Weise hat schon mancher Mann seine Frau und manche Frau ihren Mann heimlich unter die Erde gebracht.«[1]

Sellerie *Apium graveolens*

Der ebenfalls zu den Doldengewächsen zählende Sellerie ist eine zweijährige Pflanze mit verzweigtem Wurzelstock. Die glänzend grünen Blätter sind fiedrig geteilt. Die kleinen weißen Blüten stehen in Dolden. Der Geruch des wildwachsenden Selleries ist scharf und unangenehm, worauf die Bezeichnung »graveolens« (lästig) hindeutet. Die Kulturformen des Selleries (Knollen-, Schnitt- und Bleichsellerie) haben einen süßlichen, aromatischen Geschmack.
Seine wichtigsten Inhaltsstoffe sind ätherische Öle, die

1. Ritter v. Perger, a. a. O., S. 202.

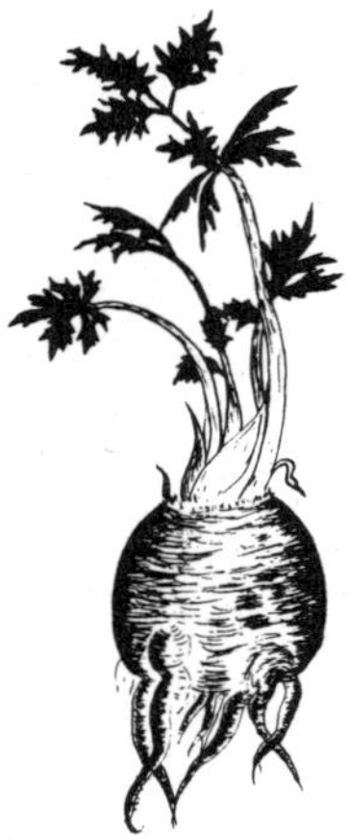

harntreibend wirken. Schon sehr früh wurde der Sellerie als »erhitzend und reyzend« erkannt, das mag an seiner harntreibenden Wirkung liegen. Noch heute kreisen viele Männerwitze um die aphrodisischen Eigenschaften des Sellerie-Salats, der auch als »Stehsalat« (Aigremont) bezeichnet wird.

L. Fuchs weiß vom Sellerie zu berichten: »Eppf (Eppich, Sellerie) treibt den Harn und treibt den Frauen ihre Zeit. Verzehrt die Bläst und Wind im Leib. Er verzehrt auch die Knollen in den Brüsten der Frau. Der Same, zuvor eingenommen, verhindert, daß einer truncken wird. Er vertreibt die Milch, darum sollen ihn säugende Weiber nit brauchen.« – Noch heute werden Knolle, Kraut und Samen dieser Pflanze als Diuretikum und auch als Magenmittel in der Volksmedizin empfohlen.

Der Sellerie als Gemüse genossen oder auch als Tinktur verabreicht macht zumindest »geile Träume«, wie viele ältere Autoren bestätigen. Der spanische Romancier Lope de Vega behauptete sogar, Sellerie könne hoffnungslos Verstockte zur Liebesraserei bringen; und der wußte, wovon er redete, de Vega war bekannt für seine zahllosen amourösen Abenteuer.

Zwiebel *Allium cepa*

Die allgemein bekannte Küchenzwiebel – ein Liliengewächs – wurde schon vor 3500 Jahren bei den Ägyptern als Nahrungs- und Heilmittel verwendet. Ein scharf schmeckendes Senföl ist ihr Hauptwirkstoff. In der Volksmedizin wurde die Zwiebel gelegentlich als Mittel gegen Verdauungsbeschwerden, Blasenleiden und Heiserkeit eingesetzt.

Den Priestern der ägyptischen Göttin Isis war es verboten, Zwiebeln zu essen, da sie als Symbol der Erotik und der Zeugung galt. Nach Deutschland kam diese Pflanze durch römische Kaufleute und erfreute sich hier bald als Nahrungs- und Liebesmittel großer Beliebtheit. Matthioli meint: »Zwiebeln gegessen entzünden die unkeuschen Gelüst.« Die Zwiebeln oder Bollen fordern auch zu erotischen Vergleichen heraus. Weil die Zwiebel Tränen hervorlockt, auch wohl weil sie sexuell erregen soll, wird sie in scherzhaften Vergleichen und Rätseln verwandt: »Die Zwiebel ist ein Fräuleln, das einen zum Weinen bringt, wenn man ihm das Röcklein auszieht.« L. Fuchs beschäftigt sich ausführlich mit den gesundheitlichen und sonstigen Wirkungen der Zwiebel: »... machen bläst oder wind/reytzen zu essen. So man sie schelet und in öl legt/darnach zäpfflin daraus macht und in den after thut/so eröffnens die gulden ader (Hämorrhoiden). Er bringt den Frawen ihre krankheit, in die weiblich scham gethon. Er macht das haar wiederrumb wachsen.« Aber: »Sie macht auch lust zu den weibern.« Ein altes arabisches Rezept traut der Zwiebel noch dieses zu: »Nimm Zwiebelsaft und die doppelte Menge entschäumten Honig. Erhitze diese Flüssigkeit auf mäßigem Feuer, bis sie eingedickt ist. Dann gib sie in ein Gefäß, worin du sie aufbewahren kannst. Wenn du einen Liebestrank genießen willst, dann entnehme dem Gefäß einen kleinen Teil, gib dreimal soviel Wasser dazu und weiche darin 24 Stunden lang Kichererbsen ein. Das so gewonnene Getränk nimm vor dem Zubettgehen. Aber, beim Barte des Propheten, nimm nur eine geringe Menge, denn es wird dir die ganze Nacht keine Ruhe lassen. Bist du von heißem Temperament, dann sei besonders vorsichtig! So du nicht schon sehr alt oder von kalter Natur bist, sollst du das Mittel nicht an mehreren Tagen hintereinander anwenden. Und überhaupt soll es nur im Winter genossen werden, nie im Sommer.«[1]

1. J. Sihrer, Liebesrezepte, Genf 1975, S. 172.

Knoblauch *Allium sativum*

Der Knoblauch ist ebenfalls ein Liliengewächs; zu seinen wichtigsten Inhaltsstoffen gehört ein schwefelhaltiges ätherisches Öl und daneben eine weitere schwefelhaltige Substanz, das Alliin, das den typischen Knoblauchgeruch verursacht.

Knoblauch hat ähnliche Wirkungen wie die Zwiebel, auch sein Genuß war den ägyptischen Priestern verboten, da er unerwünschte Gelüste wecken konnte. Die Griechen hielten den Knoblauch eher für ein Anaphrodiasikum, wohl wegen seines aparten Geruchs. Bevor die griechischen Männer ausgingen, gaben sie ihren im Haus bleibenden Frauen Knoblauch zu essen; der sich dann verbreitende starke Duft machte es den Frauen leichter, treu zu bleiben.

Der italienische Arzt Matthiolus meinte allerdings: »Wer an natürlichen oder ähnlichen Werken (gemeint sind die ehelichen Werke) nichts schaffen kann, der esse oft Knoblauch … er bekommt wiederum Lust und Kraft.«

In manchen Gegenden Deutschlands mußte der Bräutigam am Hochzeltstage Knoblauch – mancherorts auch noch Baldrian – bei sich tragen, um die neidischen Elfen am Nestelknüpfen (Impotentmachen) zu hindern.

O. Brunnfelß lobt diese Zwiebel: »Knoblauch ist der bauern Theriak (Allheilmittel), ist aber ein gewiß wort. Dann er ist ein speis/und artzeney. Ein böses hat er, daß er stincket.« Fuchs fügt dem noch hinzu: »Machet nei-

gung zum schlaff und lust zu den ehelichen Werken.«
Noch heute schreibt man dem Knoblauch erstaunliche Heilwirkungen zu. Wissenschaftlich gesichert ist seine gefäßerweiternde Eigenschaft; das gilt auch von seiner antibiotischen Wirkung. Nicht ganz so sicher ist seine Fähigkeit, gegen hohen Blutdruck und Arteriosklerose wirksam zu sein. Dennoch bleibt dem Knoblauch genügend Heilkraft, um ihn als Gewürz zum regelmäßigen Bestandteil der Nahrung zu machen.
Wenn man den Anpreisungen der Knoblauchpillen-Hersteller glauben darf, so fördern die inzwischen geruchlosen Präparate »die sexuelle Leistungsfähigkeit durch aktivierenden Effekt«, und sie suggerieren, daß der Pillenschlucker nicht nur steinalt, sondern bis dahin auch sexuell aktiv bleibt.

Haselnuß *Corylus avellana*

Dieser Nußstrauch ist bei uns weit verbreitet und auch allgemein bekannt. Seit jeher spielen Haselstrauch und Haselnuß im zauberischen Volksglauben eine bedeutende Rolle. Hier sei nur an die Wünschelrute erinnert, die aus Haselzweigen bestehen mußte und mit deren Hilfe man Schätze heben, Wasserquellen finden, Hexen bannen und Diebe aufspüren konnte. Der Haselbusch wird in unzähligen Sagen und Märchen als der geheimnisvolle und Lebenskraft spendende Strauch gepriesen.

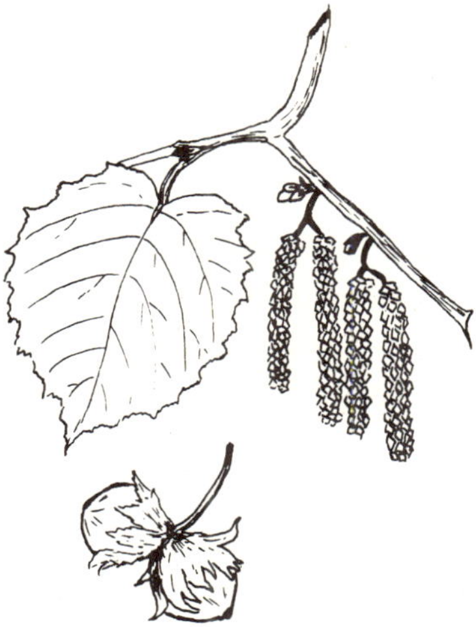

Warum die Haselnuß in den Ruf eines Liebesmittels kam, kann wohl nur damit erklärt werden, daß die Form der Nuß an die weibliche Scheide erinnert. Zudem galt die Haselgerte als Symbol für das männliche Glied, und zwei zusammenhängende Nüsse drängten den Vergleich mit den Hoden auf. Von den Inhaltsstoffen der Nuß ist kaum eine liebessteigernde Wirkung zu erwarten. In den alten Kräuterbüchern ist dennoch die Rede davon, daß der Genuß von Haselnüssen jung und liebeskräftig erhalte.
Lange Zeit herrschte in deutschen Landen der Brauch, mit der Haselgerte (= Penis) Frauen und Tiere zu schlagen, damit sie fruchtbar wurden. Junge Burschen gingen mit den Mädchen »in die Haselnüsse«, und was sich dort tat, verdeutlicht das Sprichwort »Viele Nüsse, vie-

le uneheliche Kinder.« In der Jägersprache heißt das weibliche Geschlechtsteil der Füchse noch heute Nuß; mancherorts meint man mit Nüsseknacken »mit einer Frau schlafen«.
Viele andere Nußarten – Walnuß, Kokosnuß u. a. – sollen ähnlich aphrodisisehe Wirkungen aufweisen wie die Haselnuß. Und so wird dann auf alle Nüsse bezogen behauptet: Wer viele Nüsse ißt, bleibt jung und kräftig. Sie machen dem Impotenten Hoffnung und mehren die Manneskraft. Die Blätter dieser Nußarten bringen ebenfalls verlorene Manneskraft zurück, wenn man Hoden und Glied in einem Absud aus Nußblättern badet.
Auch die Hexen erliegen der Macht der Haselnuß, besonders jene, die sich mit dem Milchzauber befassen. Wenn man mit einem Besen aus Haselzweigen den Staub aus allen Ecken des Hauses zusammenkehrt, ihn in einen Sack füllt und tüchtig darauf schlägt, so werden die Hexen überwältigt.[1]

Birke *Betula-Arten*

Schon von unseren Altvorderen wurde die Birke als Baum des Lebens und der Fruchtbarkeit geachtet, wohl wegen des frühen Schwellens der Knospen und der schnellen Begrünung des Baumes im Frühjahr. Die

1. Ritter v. Perger, a. a. O., S. 244.

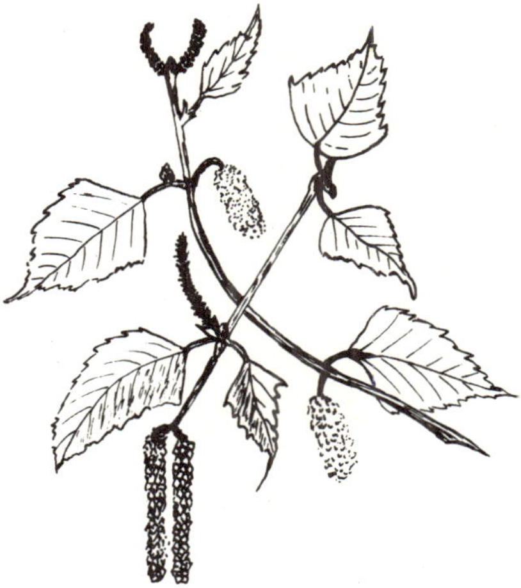

Frauen holten die Birke zu Himmelfahrt oder Pfingsten ins Dorf und tanzten und sangen unter ihm, dem Sitz der Fruchtbarkeitsdämonen. Mit dem Birkenzweig schlug man Mädchen und Frauen auf die Geschlechtsteile, um sie fruchtbar zu machen. Dieser Brauch hat sich in abgewandelter Form in vielen Gegenden Deutschlands lange Zeit erhalten.

Die Birke diente nicht nur dem Liebeszauber, auch als Liebesmittel war sie von Bedeutung. Der Birkensaft war Stärkungsmittel für »brüchige« Männer, die als impotent galten. Dieser Saft neutralisierte auch das Nestelknüpfen, eine Methode, nach der die Hexen den Beischlaf unmöglich machten.

Die alten Kräuterbücher berichten wenig über die Heilkräfte der Birke, sie wurde lediglich als harntreibendes Mittel bei Nierensteinen und -koliken empfohlen.

Spargel *Asparagus officinalis*

Dieses ausdauernde Liliengewächs erreicht eine Höhe von 1,50 m. Als beliebte Delikatesse wurde der Spargel bereits im alten Ägypten angebaut. Seine Wirkung auf die Libido wurde schon von den weisen Frauen Indiens erkannt, sie halfen mit einem Absud aus Spargel den müden Männern auf die Sprünge. Später übernahmen unsere Hexen diese Anwendung; und noch heute glauben viele an die stärkende Kraft dieser Stangen nach dem Motto: »Spargel in die speis getan bringt den Männern lustige begierd.« (Matthiolus)
Dem fügt L. Fuchs hinzu: »Die wurtzel in wasser gesotten und getruncken ist gut denen, so nit leichtlich harnen können, reinigt die Nieren. Bringen den frauen ihre blödigkeit (monatliche Blutung) und mehren die lust zu den Weibern.«

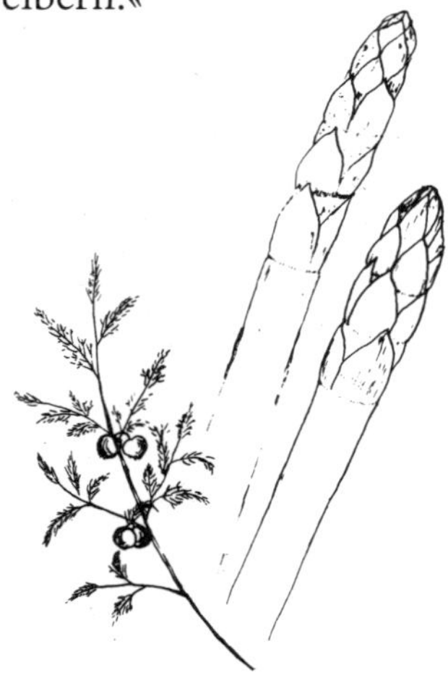

Bekannt ist, daß die Inhaltsstoffe des Spargels eine gewisse Reizwirkung auf die Nieren ausüben, und das übertrug man dann schlechtweg auf den Genitalbereich. Wahrscheinlicher ist wohl, daß man von der Gestalt des Spargels ausgehend eine aphrodisische Wirkung konstruierte.

Anis *Pimpinella anisum*

Dieses Doldengewächs wird bis zu 50 cm hoch, es hat gefiederte Blätter und weiße Blüten. Anis ist eine alte Gewürz- und Heilpflanze, die aus Ägypten stammt und bei uns seit langem kultiviert wird. In der Heilkunde wird sie gegen Blähungen und bei Husten eingesetzt. Wie allen stark durftenden Pflanzen kam auch dem Anis schon sehr früh der Ruf zu, ein besonders gutes

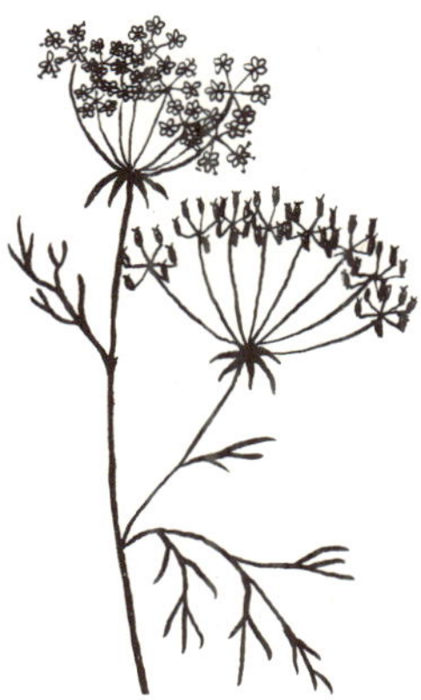

Liebesmittel zu sein. Dioscorides meinte schon: »stopfft den Bauchfluß und den übrigen Fluß der Frauen, bringt die Milch zu den Brüsten, macht eynem Lust und Begierd zum Beyschlaff.« Diese Fähigkeit traut man dem Anis auch heute noch zu und überträgt sie sogar auf den Anisschnaps.

Man erzählt auch noch, daß Anis das Albdrücken vertreibt und angenehme Träume macht, wenn man ihn unters Kopfkissen legt. Und wer sich mit einer Abkochung aus Anissamen wäscht, bleibt jung und potent.

Auch das Doldengewächs Fenchel Foeniculum vulgare, das ähnliche Inhaltsstoffe wie Anis hat, wurde als Aphrodisiakum hochgelobt; er soll Begierde zum Essen machen, und er »mehret den natürlichen Samen, richtet die hängenden Mannsruten wieder auff und hilfft den schwachen Männern, die zu ehelichen Wercken ungeschickt sind, wieder in den Sattel.«[1]

Brennessel *Urtica dioica, Urtica urens*

Diese bekannten, unscheinbaren und manchmal auch recht unangenehmen Pflanzen nehmen in der Volksmedizin und im Volksglauben seit langem einen festen Platz ein. Noch heute sind leichtgläubige Brennessel-Fans davon überzeugt, daß diese Pflanze eine Unzahl von

1. Zit. nach F. M. Engel, Zauberpflanzen, Pflanzenzauber, Hannover 1978, S. 100.

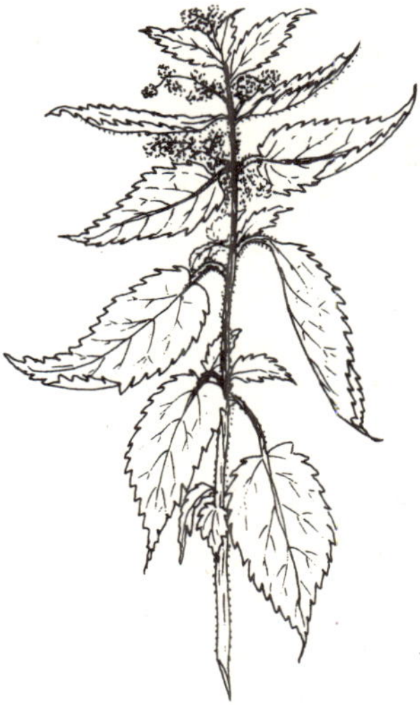

Krankheiten – vom Rheuma bis zum Magenkrebs – heilen kann.[1]

Griechen und Römer entdeckten die erotischen Wirkungen der Brennessel, und O. Brunnfelß berichtet: »Der same in süßem Wein getruncken reyzet zur unkeuschheit und thut auf die Macht (Scheide). Etliche andere, wenn sie wöllen eheliche Werck treiben, essen sie den samen mit zwiebeln und eygs dotteren und Pfeffer. Welches vierfüssig vieh nit läufig ist, dem soll man sein gemacht mit nesselen reiben, sie erwecken es.«

Bei den Germanen war die Brennessel dem Donar geweiht, dem Gott der Zeugung und der Fruchtbarkeit.

1. M. Treben, Gesundheit aus der Apotheke Gottes, Karlstein, o. J., S. 9 ff.

An bestimmten Tagen aß man ein Gericht aus Nesseln oder Nesselkuchen, um diesem Gott zu huldigen und daraus Nutzen für Fruchtbarkeit und Potenz zu ziehen. Da Brennesseln wie »Feuer brennen«, kam man schnell auf den Vergleich mit der »brennenden Liebe«. Der römische Dichter Petronius verstieg sich sogar zu der Behauptung, daß die Potenz zurückkehre, wenn man den Männern die Stelle unter dem Nabel, die Lenden und das Gesäß mit Brennesseln bearbeitete. Auch der französische Satiriker Rabelais (1494–1553) empfiehlt eine solche Behandlung – allerdings bei frigiden Frauen. Der Dichter Uhland sieht die Brennessel im Zusammenhang mit dem brennenden Schmerz der hoffnungslosen Liebe: »Das Nesselkraut ist bitter und sauer und brennet mich, / Verloren hab ich mein schönes Lieb, das reuet mich.«
Übrigens wurde das Mittel der Geißelung mit Brennesseln schon früh angewandt, um sexuelle Erregung zu erreichen. Diese oder auch andere Geißelungen oder Peitschungen verstärken die Blutzufuhr zu den betroffenen Stellen und auch zu den Geschlechtsorganen und sollen so zu heftiger sexueller Begierde und Erektion führen.
Es wird noch von einer weiteren Fähigkeit der Brennessel berichtet. Will man herausfinden, ob ein Mädchen noch Jungfrau ist, so läßt man es auf Brennesseln harnen. Ist es keine Jungfrau, verdorren die Nesseln. Manche behaupten sogar, daß schon das Harnen auf eine Nessel Wollust bringen kann.

Pfeffer *Piper nigrum*

Die Pfefferkörner stammen von einem immergrünen Kletterstrauch, der in tropischen Zonen wächst. Schon vor 3000 Jahren wurde der Pfeffer in alten Sanskritschriften als Gewürz erwähnt. Im antiken Rom zählte er zu den kostbarsten Gewürzen; mit den Römern kam dann der Pfeffer nach Deutschland.

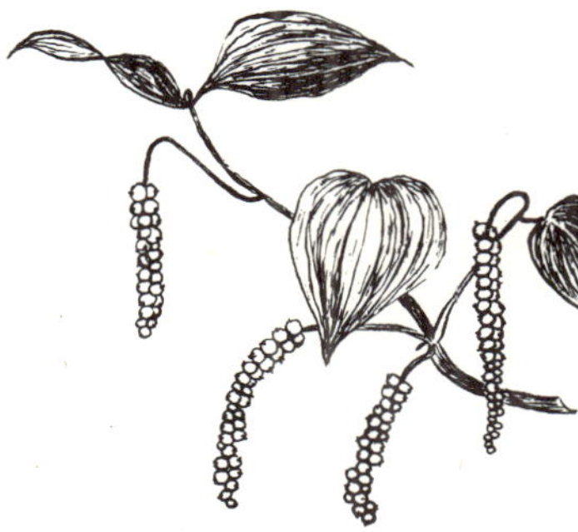

Als Aphrodisiakum hat der Pfeffer eine lange Tradition. Die Römer bereiteten verschiedene Stimulanzien aus Pfeffer: »Gewisse Männer führen einen mit Öl und gestoßenem Pfeffer gefüllten Trichter in den After ein, um sich selbst und den Frauen die Geschlechtslust zu steigern. Dirnen bestrichen künstliche Phalli mit Öl, Pfeffer und Nesselsamen und führten sie sich und den Männern in den After ein.«[1]

1. Aigremont, a. a. O., S. 3.

Auch der unter die Speisen gemischte Pfeffer hat ähnliche Wirkungen. Unter den Inhaltsstoffen des Pfeffers findet sich der Scharfstoff Piperin, der den eigentlichen Würzwert des Pfeffers ausmacht. Dieses Piperin bewirkt auch einen Blutandrang in der Bauchregion; damit werden vielleicht seine erregenden Eigenschaften erklärbar. Man nahm auch an, daß Pfeffer die Empfängnis verhüten könne, »wenn er von stund an nach dem beylager zum Zäpfflin gemacht und von unter applizlert Wird.« (Dioscorides)

Vielfach wird der Pfeffer zusammen mit anderen Kräutern (Brennessel, Knabenkraut, Zimt, Galgant, Anis, Senf) als Liebesmittel genutzt. L. C. Hellwig stellt ein solches Rezept zusammen, er warnt aber zugleich: »Alleine, man muß solche Stärcke-Artzeney nicht zu oft, auch nicht zuviel gebrauchen, denn die Natur davon gar zu stark getrieben wird, daß sie wohl gar zu grunde geht.«[1]

Um die Wirkung des Pfeffers als Aphrodisiakum zu erklären, wird seine lokalreizende Eigenschaft angeführt, er soll z. B. den Harnweg reizen und damit sexuelle Empfindungen hervorrufen, die die Libido steigern. Nicht selten enthalten die in Zeitungsinseraten angebotenen Potenzmittel, die unter dem Namen »Spanische Fliege« vermarktet werden, als Hauptwirkstoff Pfeffer, dem Spuren von Ginseng zugemischt sind. Die »Spani-

1. L C. Hellwig, a. a. O., S. 3.

sche Fliege« scheint ja überhaupt das Mittel der Wahl zu sein, wenn es um ein Aphrodisiakum geht, das uns in einen wahren Sinnenrausch taumeln läßt. Es handelt sich hier um ein Präparat aus den Flügeln bestimmter Käfer, deren Inhaltsstoff, das Cantharidin, ein wirksames Blutgift darstellt; 0,03 g Cantharidin sind für den Menschen tödlich. Bei innerlicher Anwendung irritiert es Nieren und Genitalbereich und steigert damit wohl den Wunsch nach erhöhter Sinnenlust. Solche cantharidinhaltigen Präparate wurden unter den Namen Love powder, Pastilles galantes oder Diavolini di Napoli gehandelt. »Der berühmte Prosper Colonna ... soll im Jahre 1523 an einem solchen Mittel gestorben sein, weil er ein (solches) Aphrodisiakum in geiler Unmäßigkeit genommen hatte.«[1] Die »Spanische Fliege« ist ein sehr unzuverlässiger Liebeshelfer; es kommt häufig vor, daß der gewünschte Effekt gar nicht eintritt, in jedem Falle aber kann eine Überdosierung zum Tode führen, wie durch viele Beispiele belegt ist.

Zu erwähnen ist an dieser Stelle noch der **Ingwer**, *Zingiber officinalis*, die geschälten und getrockneten Wurzeln einer schilfartigen Staude, die in tropischen Gebieten zu Hause ist. Da er ähnliche Wirkstoffe wie der Pfeffer enthält, kommt er auch in gleicher Weise zur Verwendung. Ein Rezept aus dem Orient gegen die

1. L. Lewin, Gifte, a. a. O., S. 21.

Schwäche der Geschlechtsorgane (16. Jahrhundert) verspricht: »Reibe das Glied mit lauwarmem Wasser, bis sich Blutzufuhr bemerkbar macht. Darauf reibe in Honig eingemachten Ingwer kräftig ein. Deine Frau wird einen solchen Genuß haben, daß sie dich niemals verlassen wird.«[1] Der Erfolg war sicherlich verblüffend, das lag aber weniger am Ingwer als an der Massage.
Im übrigen ist Ingwer wohl das am häufigsten verwendete Gewürz – für Backwaren, Konfekt, eingemachte Früchte, Ingwerbier, Aperitifs, Liköre, Suppen, Saucen und als Curry-Bestandteil. Sein ätherisches Öl gibt ihm einen angenehm aromatischen Geruch und den brennend-scharfen Geschmack. Dioscorides lobt den Ingwer: »... hilft der Verdauung, weichet den Bauch sänftiglich, ist dem Magen gut und kräftig wider alles, was das Gesicht verfinstert. In summa, er hat eine Krafft gleich dem Pfeffer.«

Orchideen-Arten *Orchis-Arten*

Viele unserer heimischen Orchideen-Arten wurden schon im Altertum wegen der Form ihrer Wurzelknollen, die an Hoden erinnern, zu Aphrodisiaka erklärt. Aufgrund ihrer Inhaltsstoffe lassen diese Orchideen keinerlei erotisierende Wirkung erwarten.

1. Aigremont, a. a. O., S. 40 f.

Schon die Benennungen der verschiedenen Orchideen-Arten geben einen deutlichen Hinweis auf ihre Verwendung als Liebesmittel: Satyrion, Testiculus (z. B. Testiculus sacerdotis – Priesterhoden), Priapiscus, Geilwurz, Hosenwurz, Bockshödlin (für Knabenkraut). Die thessalischen Hexen empfahlen, die zarteren Knollen der Orchideen mit Ziegenmilch zu trinken, um die Liebeslust anzufachen, die größeren, festeren Knollen dagegen unterdrücken die Liebesgelüste. Dioscorides schreibt vom Knabenkraut (Orchis mascula) etwas anderes: »... daß es zwei Wurzeln habe, eine härtere, prallere und eine weiche, runtzelige. Wenn die Männer die große, vollkommenere essen, so ziehen sie Knäblein, gleich wie die Weiber von den kleinen, weichen Mägdlin. Man sagt beneben von den Weibern in Thessalia, daß sie den Männern ein Begierd und Lust zur Unkeuschheit zu machen denselbigen die runde, volle Wurtzel mit Geissen Milch zu trincken geben. Und wiederrumb der Begierde und Lust zu wehren die weiche, runtzeliche; sintemalen ein jede unter diesen beiden der anderen widersteht und eine nach der anderen eingenommen, der anderen ihre Krafft benehme.« Es fällt ziemlich schwer, diesen Sachverhalt zu durchschauen, und das wirft auch ein bezeichnendes Licht auf die Fragwürdigkeit aller Aphrodisiaka.

Bei den Germanen waren einige Orchideen-Arten der Freya, der Göttin der Liebe, geweiht. Die Orchidee Höswurz oder Handelwurz (Gymnadinia) hat keine knollenförmige, sondern handförmige Wurzeln; aus ihnen wurden auch Liebestränke gebraut. Die handförmige, fingerförmige Wurzel weist ebenfalls auf Erotisches hin. »Hand und Finger (penis, der elfte Finger) bergen sexuelle, erotische Beziehungen in sich, sind Symbole des Phallus. Diese Orchideen sind Pflanzen des Liebeszaubers, da ihre Wurzeln den Hoden oder den Fingern gleichen. Sie wurden als untrügliche Mittel, verlorene Mannheit wiederzuerlangen, wollüstige Begierden zu erregen, Liebe zu wecken, Liebe zu prophezeien, Fruchtbarkeit zu verschaffen, verwendet.«[1] O. Brunnfelß schreibt von den Orchideen: »Es haben in etlichen landen die hirten den brauch, daß sie ab diesem kraut den wideren und den böcken zu trinken geben, damit sie wohl springen mögen. Und in Sarmatia gibt man solichs den rossen, die faul seind und aus gleicher Ursach nit steigen. Ist also verkündiget worden, daß es auch den unkreftigen mannen breuchlich und dienstlich ist.»

Senf *Sinapis alba* und *nigra*

Dieser einjährige, gelbblühende Kreuzblütler war früher, vor Erfindung der Herbizide (chemisches Unkrautbekämpfungsmittel) neben dem Hederich ein gefürch-

1. Aigremont, a. a. O., S. 40.

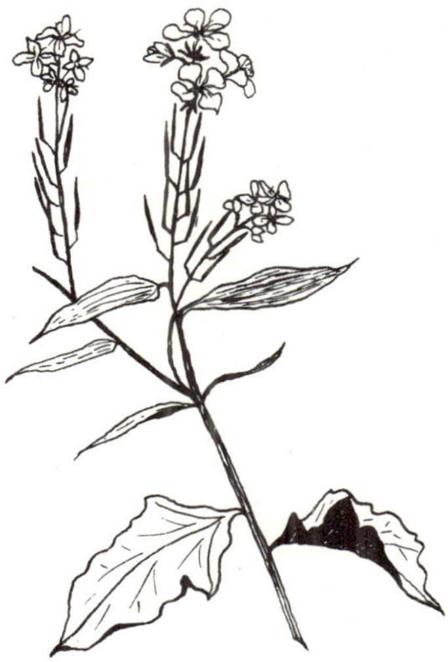

tetes Ackerunkraut. Bei uns ist er heute als wildwachsende Pflanze fast ausgerottet. Die aus Kulturen stammenden Senfkörner werden als Gewürz und zur Bereitung des Mostrichs verwendet. Diese Körner haben zunächst kein Aroma, erst wenn sie gemahlen sind und mit Wasser zusammenkommen, entwickeln sie den typischen, scharf-brennenden Geschmack.
Wie andere scharfschmeckende Gewürze soll auch der Senf den Geschlechtstrieb beflügeln. In der Heilkunde wird der Senf wegen des Gehalts an Sinigrin als durchblutungsförderndes Mittel äußerlich bei Schmerzen und Entzündungen und innerlich als Magenmittel eingesetzt. Nach L. Fuchs sollten diese Eigenschaften des Senfs auch über die Schwierigkeiten beim Venuswerk

hinweghelfen: »Des zahmen senffs blätter roh in guter menig gegessen, reyzen zur unkeuschheyt, treiben den Harn, kräftigen die dewung (Verdauung) und machen einen linden bauch.«
Die Alten wußten auch schon um die durchblutungsfördernde Wirkung dieses Krautes: »Senfmehl mit Honig vermischt und auswendig übergelegt, solange bis die Haut rot wird, ist nützlich dem Hüftweh, geschwollene Milz und allerlei langwierigen Bresten, denn es zieht die Feuchtigkeit heraus, ... macht die ausgefallenen Haare wieder wachsen. Macht ein hübsch Gesicht.« (Dioseorides)

Rettich *Raphanus sativus*

Der Rettich ist mit dem Senf verwandt, hat aber eine dicke schwarze Wurzel. Wie der Senf enthält der Rettich ein schwefelhaltiges ätherisches Öl, das für den scharfen Geschmack verantwortlich ist. In der Volksmedizin wurde der Rettich lange Zeit als Hustenmittel verwendet.
Sein scharfer Geschmack empfiehlt diese Pflanze seit langem als Aphrodisiakum, das gilt vor allem vom Rettichsamen. Die alten Ägypter kochten diesen Samen zusammen mit Honig und verspürten nach dem Genuß dieser Mischung ungeahnte sexuelle Kräfte. In Athen wurde »dem Ehebrecher der Hintere mit warmer Asche

eingerieben, alsdann wurde ihm ein Rettich in den After eingetrieben«. Vielleicht liegt hier bereits eine Anspielung des Rettichs auf den Penis zugrunde. Ein zweideutiges Volksrätsel über den Rettich aus Pommern lautet:

»Rirum-ra-ripfel,
Schwarz ist der Zipfel,
Schwarz ist das Loch,
Wo der ri-ra-ripfel ausser schlof.«[1]

»Der zahm Rettich macht bläst und wind. Ist wohl dem Mund etwas angenehm, aber dem Magen schedlich. Er macht köpeln und auffstossen und treibt den harn …«, aber Brunnfelß konnte noch vermelden: »Rettich soll auch zur unkeuschheit reyzen.« Und noch heute glauben viele in Liebesdingen Erfahrene, durch den Verzehr von Rettich oder Radi eine stramme Erektion bekommen zu können.

Ähnliche Wirkungen soll auch der **Meerrettich** *(Armoracia rusticana)* aufgrund verwandter scharfschmeckender Inhaltsstoffe haben.

1. Zit. nach Aigremont, a. a. O., S. 123.

Bohne *Phaseolus vulgaris*

Bei den Ägyptern, Griechen und Römern stand die Bohne in keinem guten Ruf: »... sie blähen den Leib, erfüllen den Bauch mit Winden, sind schwerlich zu verdauen, bringen böse Träume.« (Dioscorides) Man glaubte aber auch, daß sie – wohl wegen ihrer hodenähnlichen Gestalt – »das Geschlecht reytzen.« So wie die Erbse und die Linse galt die Bohne als unrein. Den Priestern wurde ihr Genuß verboten, schon der Gang durch ein Bohnenfeld machte unrein.

Daß die Bohne in rohem Zustand ein starkes Gift, das Eiweiß Phaseolin, enthält, das durch den Kochprozeß unschädlich gemacht wird, war den Alten wohlbekannt. Über die Wirkung der Bohne auf die Geschlechtskraft gibt es recht unterschiedliche Meinungen. Im Mittelalter glaubte man, der Genuß von Bohnen mache unfruchtbar, daher sollten vor allem Frauen Gerichte mit Bohnen meiden. Auch nahm man an, die Bohne bringe den »Alb«, und die Bohnenblüte sollte sogar in den Wahnsinn treiben. Dioscorides empfahl Bohnenmehl in Wein gesotten bei Hodenschwellungen, es »heylet die hitzige Geschwulst des Gemächts«. Zudem schützt es – über den »underen Bauch« gelegt – lange Zeit vor dem Mannbarwerden und »verhütet das Herauswachsen der Haar bey der Scham«.

Matthiolus dagegen meinte, daß die Bohne »den natürlichen Samen« mehre, vor allem, wenn sie mit Fenchel

und Pfeffer gegessen wird. Die Hexe bekam auf dem Sabbat vom Teufel eine Bohne (Symbol für Hoden), danach ist sie fest an ihren Buhlteufel gebunden.
Auch den Bohnenfesten, die in Norddeutschland und in den Niederlanden als derbsinnliche Volksfeste gefeiert wurden, galt die Bohne als erotisches Symbol. Man backte am letzten Rauhnachtsabend (6. Januar) einen Kuchen, in dem sich nur eine Bohne befand. Wer sie erwischte, wurde Bohnenkönig. Er dirigierte das Zechgelage und intonierte obszöne Gesänge. In Hamburg sang man ein solches Lied, dessen letzte Strophe lautete:

»Ihr Junggesellen,
Müßt nicht den Jungfern Netze stellen,
Mit euren Bohnen und wohl gar
Mit eurem prallen Schinkenpaar.«[1]

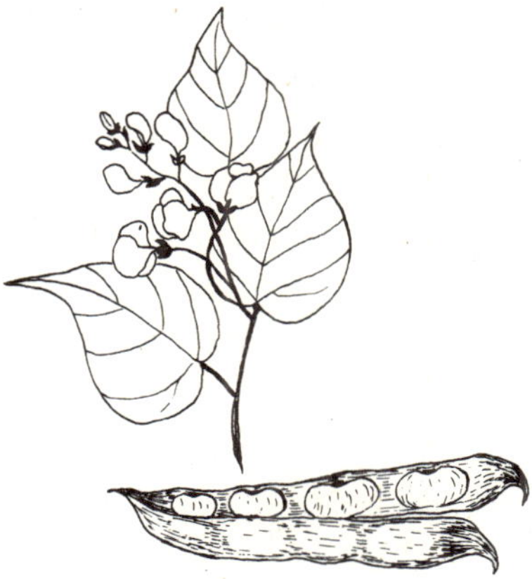

1. Zit. nach Aigremont, a. a. O., S. 123

Nachtschattengewächse *Solanaceen-Arten*

Auf die erotischen Wirkungen der Nachtschattengewächse wurde schon in vorherigen Kapiteln eingegangen, hier sollen noch einige Ergänzungen gebracht werden.

Tollkirsche, *Atropa belladonna*, wurde zunächst als kosmetisches Mittel bekannt. Frauen, die sich Atropa-Auszüge in die Augen träufelten, »haben ein schön und lustig Aussehen, damit sie einen Unwissenden leicht locken und reitzen« (Matthiolus). Bemerkenswert ist allerdings, daß das Atropin der Tollkirsche die Frauen sexuell erregen, bei den Männern jedoch die erotische Spannung mindern soll.

Bilsenkraut, *Hyoscyamus niger*, wird von Dioscorides gegen alle möglichen Gebresten der Geschlechtsteile und der weiblichen Brust empfohlen: »wider Gebresten der Beermutter, windige Geschwulst deß Gemächts, die geschwollene Brust nach der Geburt.« Bei der Besprechung der Nachtschattengewächse wurde vor allem auf die Wirkung des Bilsenkrautes, erotische Träume hervorzurufen, hingewiesen.
Eine weitere bemerkenswerte Wirkung des Bilsenkrautes schildert Julius Wolf im »Rattenfänger von Hameln«. Der Rattenfänger Hunold hatte sich für die Vertreibung der Ratten und Mäuse aus der Stadt noch

einen Kuß von Regina, der Tochter des Bürgermeisters, ausbedungen. Der wurde dem hergelaufenen Spielmann aber verweigert. Hunold wollte sich den Kuß nun auf seine Art verschaffen. Er vergrub eine mit Zauberzeichen und -sprüchen versehene Bilsenwurzel in dem Weg, den Regina häufig ging. Das Ergebnis dieses Zaubers ließ nicht lange auf sich warten. Ausgerechnet auf der Verlobungsfeier Reginas mit dem Stadtbaumeister kam es zum Eklat. Unterstützt noch vom dämonischen Gesang des Spielmanns, der bei der Feier aufspielte, brach die Liebeskrankheit bei Regina aus. Die stolze Geschlechtertochter stürmte vor aller Augen auf den Rattenfänger zu und

»Warf sich an die Brust dem Sänger
Und umschlingt ihn liebeglühend.«

Aus dem Samen des **Stechapfels**, *Datura stramonium*, wurden schon seit jeher Liebestränke bereitet. Es wurde schon erwähnt, daß der Stechapfel vor allem dann herhalten mußte, wenn es galt, den »Widerstand der Weiber« zu brechen und »Liebe« zu erzwingen; er war also das Mittel der »Hurenwirte und Wollüstlinge«. In einem Polizeibericht um die Jahrhundertwende aus Hamburg ist zu lesen, daß sich eine Bordellwirtin des Stechapfels bediente, um nichtsahnende Mädchen so zu betäuben, daß sie von jedem, der zu zahlen bereit war, mißbraucht werden konnten.

Die Hexen sollten die betäubende Wirkung des Stechapfels dazu genutzt haben, die Ehemänner untreuer Frauen einzuschläfern, damit diese es im Ehebett mit ihren Liebhabern treiben konnten.

Die **Alraune**, *Mandragora officinarum*, war durch Jahrhunderte hindurch das pflanzliche Zaubermittel schlechthin. Da mußte sie natürlich auch als Liebesmittel besondere Kräfte entfalten. Das ist sicherlich nicht den Inhaltsstoffen der Alraune zuzuschreiben, die eher eine Beruhigung und eine Schlafbereitschaft bewirken, und das dürfte dem Liebesakt kaum förderlich sein. Es mußten die allgemeinzauberischen Eigenschaften dieser Pflanze sein, die sie als Liebesmittel empfahlen.
Schon im Alten Testament (Genesis 1,30) wird die Alraune erwähnt; dort heißt sie Dudaim, das von Luther mit Liebesapfel übersetzt wurde. Mit Hilfe dieser Pflanze konnte Lea ihren Mann Jakob zurückgewinnen, den sie an Rahel verloren hatte:
»Ruben ging aus zur Zeit der Weizenernte und fand Liebesäpfel auf dem Felde und brachte sie heim zu seiner Mutter Lea. Da sprach Rahel zu Lea: Gib mir von den Liebesäpfeln deines Sohnes. Sie antwortete: Hast du nicht genug, daß du mir meinen Mann genommen hast, und willst auch die Liebesäpfel meines Sohnes nehmen? Rahel sprach: Wohlan, laß ihn diese Nacht bei dir schlafen für die Liebesäpfel deines Sohnes. – Als nun Jakob am Abend vom Felde kam, ging Lea hinaus

ihm entgegen und sprach: Zu mir sollst du kommen, denn ich habe dich erkauft mit den Liebesäpfeln meines Sohnes. Und er schlief die Nacht bei ihr. Und Gott erhörte Lea, und sie ward schwanger und gebar Jakob ihren fünften Sohn.«

Auch die Araber schwärmten von diesem Liebeskraut, und noch bis zum heutigen Tage sind sie von ihren wohltuenden Wirkungen in Liebesdingen überzeugt. Bei den Ägyptern wurde die Alraune schon im Papyrus Ebers als Aphrodisiakum erwähnt. Es sei hier aber auch auf die Bedeutung der Alraune als Liebestöter hingewiesen, die Hildegard von Bingen (1098–1179) so freimütig beschreibt. Die Äbtissin des Benediktinerklosters auf dem Rupertsberg bei Bingen gibt in ihrem Werk »Physica« diesen Rat: »Wenn ein Mann als Folge magischer Einflüsse oder aufgeregter Natur unenthaltsam ist, so nehme er die weibliche Gestalt dieser vorher abgewaschenen (Alraune-)Pflanze, binde sie zwischen Brust und Nabelgegend und trage sie drei Tage und drei Nächte, dann spalte er sie und binde die Teile auf beide Lenden, drei Tage und drei Näche. Er pulverisiere auch die linke Hand der Figur und nehme das Pulver mit etwas Kampfer, so wird er beruhigt. Ist es bei einer Fau der Fall, so nehme sie die männliche Figur, mache es ebenso, nehme aber statt der linken Hand für das Pulver die rechte.«

Mohn *Papaver Somniferum*

Wegen der großen Zahl seiner Samenkörner galt der Mohn bei den Griechen als Symbol der Fruchtbarkeit, er war der Liebesgöttin Aphrodite geweiht. Daß Opium von den Hexen als Mittel zur Liebessteigerung eingesetzt wurde, ist unbestritten, unbestritten ist auch, daß es Bestandteil der Hexensalben war. Allerdings mußte dieses Rauschgift sehr vorsichtig dosiert werden, da es nur in geringen Gaben erotisch stimulierend wirkt. Heute glaubt man nachweisen zu können, daß Opiumraucher, zumindest am Anfang ihrer »Karriere«, größere Potenz haben. Andere behaupten sogar, daß die Chinesen wegen des hohen Opiumverzehrs in früheren Jahrhunderten ein besonders fruchtbares Volk gewesen seien.

Haschisch von *Cannabis sativa*

Auch die aphrodisische Wirkung des Haschisch ist umstritten. Haschischgenuß stimmt zwar fröhlich und heiter, das muß aber nicht den erotischen Bereich berühren. Timothy Leary, der LSD-Protagonist, behauptet, daß eine Verfeinerung des erotischen Tastgefühls nach Haschischgenuß einsetze. Bekannt ist auch, daß die indischen Brahmanen zum Zwecke der Luststeigerung beim Coitus Haschisch rauchten.

Gurke *Cucumis sativus*

Diese Pflanze verdankt ihr erotisches Image weniger ihren Inhaltsstoffen als vielmehr ihrer penisähnlichen Gestalt. Was den Orientalen die Banane, war den Indern die Gurke, sie diente den Frauen in diesen Ländern zur Selbstbefriedigung.[1] Noch heute nennt man im Volksmund ausgeprägte Nasen »Gurken«, wohl in der Annahme, daß deren Träger auch einen kräftigen Penis haben. Ansonsten spielt die Gurke in der deutschen Volkserotik keine große Rolle.

Artischocke *Cynaria scolymus*

Diese edle Gemüsefrucht wird noch bis in unsere Tage als Aphrodisiakum empfohlen. Im 19. Jahrhundert priesen die Pariser Gemüsehändler diese Pflanze so an: »Kauft Artischocken, Artischocken für madames und

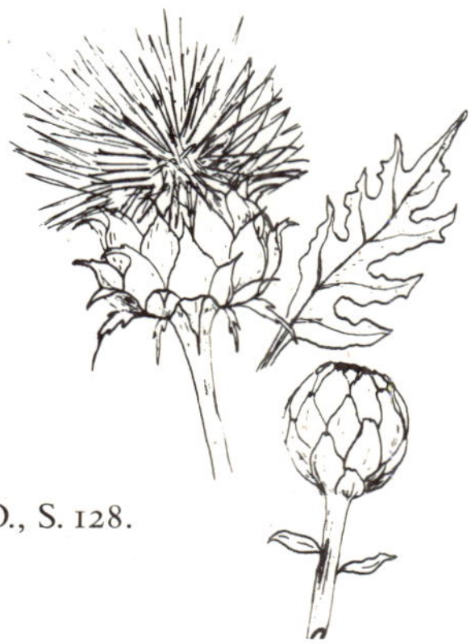

1 Aigremont, a. a. O., S. 128.

messieurs, halten Körper und Seele warm und bringen Pfeffer in den Hintern.«[1] Matthiolus wird noch deutlicher: »Die Wurtzeln und das Fleisch unter den Köpfen (der Artischockenboden), mit Salz, Pfeffer und Galgant gegessen, öffnet den Gang zum unkeuschen Samen.«

Galgant *Alpinia officinarum*

Die Wurzel hat ähnlich wie der Ingwer einen angenehm brennenden Geschmack. Sie wird in der Medizin bei Appetitlosigkeit und Magenbeschwerden eingesetzt. Galgant wird gegessen oder um die männlichen Genitalien gelegt, dann soll ein ununterbrochener zwölfmaliger Beischlaf möglich sein sein.[2]

Schnittlauch *Allium schoenoprasum*

Diese Gewürzpflanze hat nach L. Fuchs diese Krafft und Artzneyen: »Treibt den Harn … bringt den Frauen ihre krankheit. Seine bletter oder pfeifflin, in saltzwasser und essig gesotten und darnach darein gesessen, öffnet die muter (Gebärmutter) und erweychet dieselbe. Er reytzet zur unkeuschheit. Der lauch in der speis gebraucht macht die frauen fruchtbar.«

1. Zit. nach F.-M. Engels, a. a. O., S. 98.
2. Aigremont. a. a. O., S. 79.

Eisenkraut *Verbena officinalis*

Diese krautige Dauerpflanze wird bis zu 60 cm hoch und hat einen verzweigten Stengel mit meist zwei violetten Streifen, die nach jedem Knoten die Seite wechseln. Die länglichen Blätter sind gefiedert, und die anmutigen Blüten bilden rutenförmige Ähren.

Schon bei den Germanen war dieses Kraut eine erotische Zauberpflanze, die die Fähigkeit haben sollte, den Orgasmus zu intensivieren. Schon der Besitz dieser Pflanze oder das Einreiben des Körpers mit ihr genügte, die Liebe der Frauen zu gewinnen: »Item wer sich mit Ißenkraut safft bestreicht, dem mög niemands abhold sein, man muß ihn liebhaben.« Und: »Er ist auch den weibern gut, so sie Kinder gewinnen wollen.« (L. Fuchs)

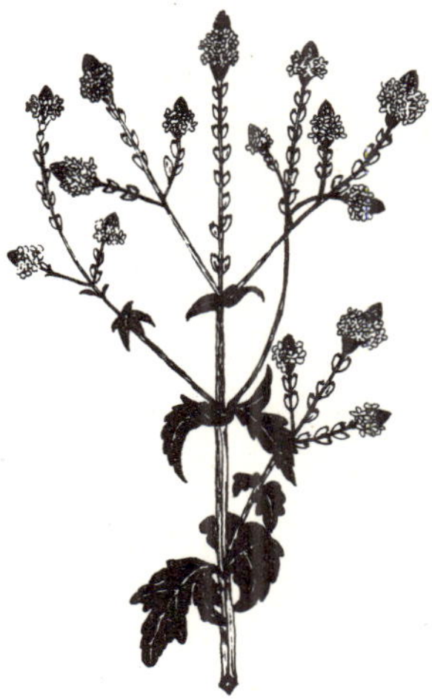

Eisenkraut wurde auch noch zu allerlei anderen magischen Zwecken verwendet. »Unsere deutschen Zauberer umkreisens auff S. Johanns abend mit Gold und Sylber, beschwerens, verzauberns und grabens auff S. Johanntag vor dem Sonnenauffgang um; also fast ist die zauberei eingerissen bei den Geistlichen mehr dann bei dem gemeynen Man.« (H. Bock) M. Luther klagt, daß es üblich geworden sei, Eisenkraut und andere Dinge an den Körper des Täuflings zu binden und somit Kräuterzauber und Christentum zu verquicken. Schon beim Ausgraben der Eisenkrautwurzel gebrauche der Kräutersammler allerlei Zeichen und rufe gleichzeitlg den Namen Gottes und seiner Heiligen an.[1]

Bohnenkraut *Satureja hortensis*

Dieses beliebte Küchengewürz aus der Familie der Lippenblütler hat einen würzig-aromatischen, pfefferartigen Geschmack. Es »ist ganz bequemlich der speis. Demnach ist er der armen leut gewürz, bei fleisch und fisch gekocht«, meint L. Fuchs, und Matthiolus fügt hinzu: »Satureye gibt eine liebliche schärpffe, damit sie lust und begierd zum essen weckt, … bringt die unkeusche begierd auff die bahn, darumb ettliche meynen, sie habe den namen von dem geylen Satyris.« Die

1 Zit. nach T. Löbsack, Magische Medizin, a. a. O., S. 147

Satyre waren die Begleiter des Dionysos; als geile, mädchenschändende Waldbewohner waren sie allenthalben gefürchtet.
In der Heilkunde ist das Bohnenkraut heute fast ohne Bedeutung. Aufgrund seiner Inhaltsstoffe (ätherisches Öl) kann es jedoch durchaus als Magenmittel und als blähungstreibend angesehen werden.

Aronstab *Arum maculatum*

Der Aronstab bezieht seinen Ruf als Liebesmittel wohl aus seiner Gestalt, »darumb, das es eine rote gestalt hat wie ein Manns rut« (Brunnfelß). Daher auch die Be-

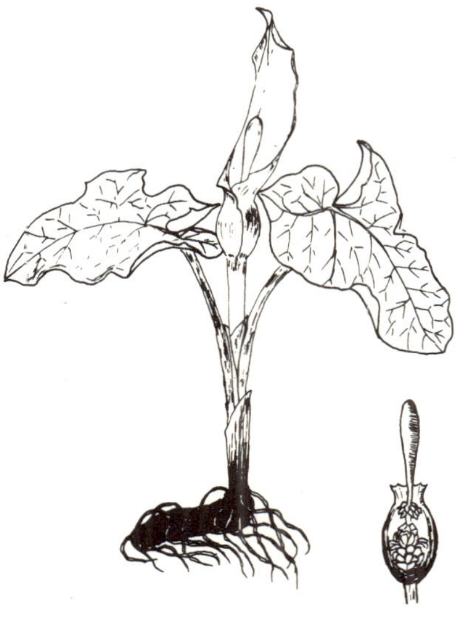

zeichnungen Pfaffenpint, Pfaffenzagel, Munkesvands (Mönchesschwanz, dänisch), priest pintle u. a. für den Aronstab mit seinem charakteristischen Blütenkolben. F. X. Unger glaubt, daß der Aronstab mit dem Zehrwurzelkraut identisch sei. Dieses Kraut legten die Mädchen in ihre Schuhe, wenn sie zum Tanzen gingen. Dabei sprachen sie:

> »Zehrwurzelkraut, ich zieh dich in meine Schuh,
> Ihr jungen Gesellen, lauft mir alle zu!«[1]

Nach Dioscorides war der Aronstab schon bei den alten Griechen ein vielverwendetes Aphrodisiakum; man trank die Wurzel in Wein und wurde dadurch zum Beischlaf tüchtig. Injektionen mit einem Gemisch aus Honig und dieser Wurzel in die Vagina befördern die Geburt, wie denn schon der bloße Geruch der Blätter den jungen Fötus im Leib der Schwangeren tötet.

Zaunrübe *Bryonia alba*

Die Zaunrübe ist eine krautige Schlingpflanze aus der Familie der Kürbisgewächse mit einer dicken, meist verästelten Wurzel, deren abenteuerliche Gestalt die Einbildungskraft des Volkes mächtig anregte.

1. F. X. Unger, a. a. O., S. 17.

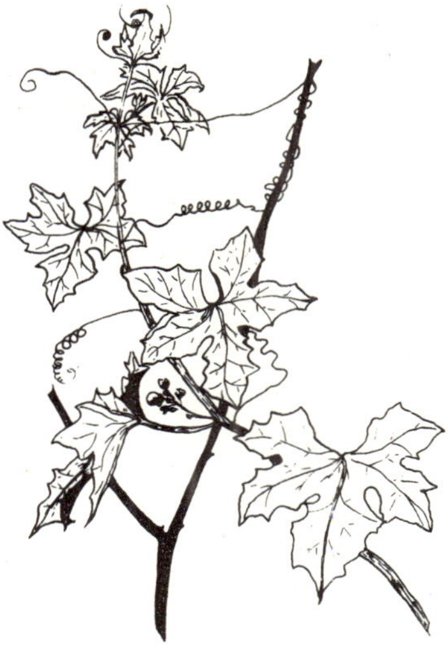

Diese Wurzel kam wohl als Liebesmittel zu Ehren, »weil sie von Landstreichern, Zigeunern und verloffenen Personen auf den Märkten aufs lesterlichste und schendlichste« als Alrauneersatz angepriesen wurde. H. Bock wird da noch deutlicher: »Ettliche Landstreicher machen mit schneiden Monstra aus der Wurzel, begraben sie in ein dürren sand und verkaufen sie dann als Alraun.«

Schon früh wurde diese Wurzel gegen Frauenleiden eingesetzt. Sie hatte zudem viele beziehungsreiche Namen – Fiselwurz, Faselwurz (Fisel, Fasel für Penis) –, was auf ihre Bedeutung als Aphrodisiakum hinweist. Aber auch als Anaphrodisiakum wude sie benutzt wegen ihrer »Krafft zu purgieren« (Scheißwurz, Scheißrübe). Die Zaunrübe diente auch als Mittel gegen heimlich verabreichte Liebestränke und sogar als Antikonzeptions- und Abtreibemittel: »Die schwangeren frauen sollen sich vor dieser wurtzel hüten, dann sie tödt die frucht in mutter leib.« (Fuchs)

Pastinack *Pastinaca sativa*

Dieser Doldenblütler wird bis zu einem Meter hoch. Der kantig gefurchte Stengel trägt fiederteilige Blätter und kleine Blüten mit gelben Kronblättern. Die ganze Pflanze riecht aromatisch. Die fleischige Wurzel dieser Pflanze gilt schon seit jeher als Liebesmittel.
L. Fuchs sagt von ihr: »Die Wurtzel gesotten und getruncken treibt den Harn und reyzet zu den Ehelichen wercken. So man die wurtzel in die muter (Scheide) thut, treibt sie die todte geburt. Die geelen rüben gessen, bringen lust zu Ehelichen Wercken.«
Der wäßrige Auszug der Pastinackwurzeln und -früchte wird in der Volksmedizin als harntreibendes Mittel eingesetzt.

Ähnliches galt auch von der **Mohrrübe** *(Daucus carota)* und anderen eßbaren Rüben. Ihr Verzehr reizt allemal zur Unkeuschheit. Die Samen dieser Rüben bewegen ebenfalls unkeusche Gelüste.

Rosmarin *Rosmarinus officinalis*

Der Rosmarin war wegen seines stark aromatischen Duftes der Aphrodite geweiht, als Liebesmittel hat er somit eine lange Tradition. Davon wird allerdings in den alten Kräuterbüchern nicht gesprochen, dort liest man nur: »Rosmarin stärkt das hirn und allerlei sinne« (Fuchs). Heute wird es als Einreibemittel bei vegetativer Dystonie empfohlen. Daneben wurde und wird es noch zu erotisch aufreizenden Einreibungen gebraucht, und er erregt, wenn man der amerikanischen Frauenzeitschrift »Cosmopolitan« glauben darf, »die weiblichste aller Körperzonen so gewaltig, daß Leib und Seele geradezu schreien nach einem liebenden Eindringling«.

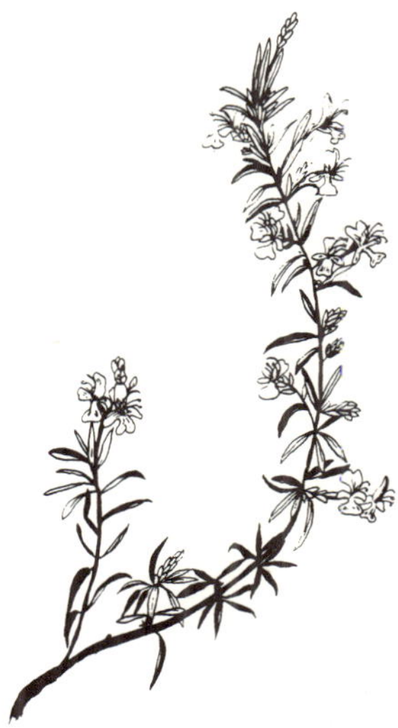

Safran *Crocus sativus*

Der Safran ist ein enger Verwandter des Krokus aus der Familie der Liliengewächse. Als Gewürz werden die getrockneten Narben der Blüte verwendet. Dieser Safran soll nach Ansicht der alten Griechen die Liebesbereitschaft erhöhen. Die alten Deutschen sahen das nicht so differenziert: »Saffran reyzt zur unkeuschheit«, heißt es eindeutig bei L. Fuchs. Manche Kräuterkenner hielten den Safran sogar für ein Abtreibemittel.

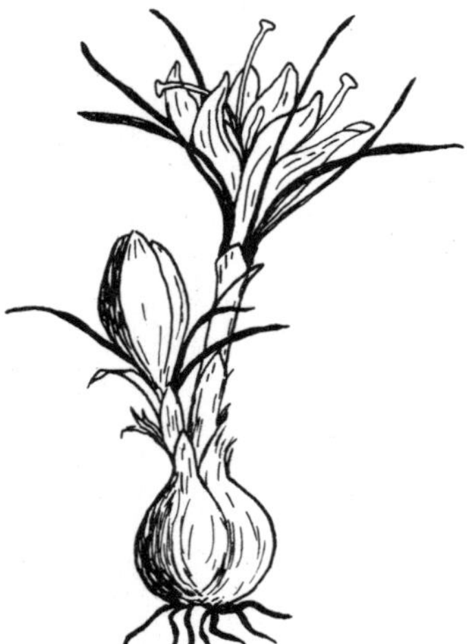

Im Anschluß an den Safran sollen noch einige andere exotische Gewürzpflanzen besprochen werden, die als Aphrodisiaka Bedeutung erlangten.

Muskat-Baum *Myristica fragrans*

Der Baum liefert die Muskatnuß und die Muskatblüte (Macis), die beide erotische Stimulationskraft besitzen sollen. Matthiolus empfiehlt: »Muskatöl auf das Glied schmieren, daß es zum Venushandel helfe.« (Mehr zu diesem Gewürz im Kapitel »Pflanzen in der Geburtenregelung«.)

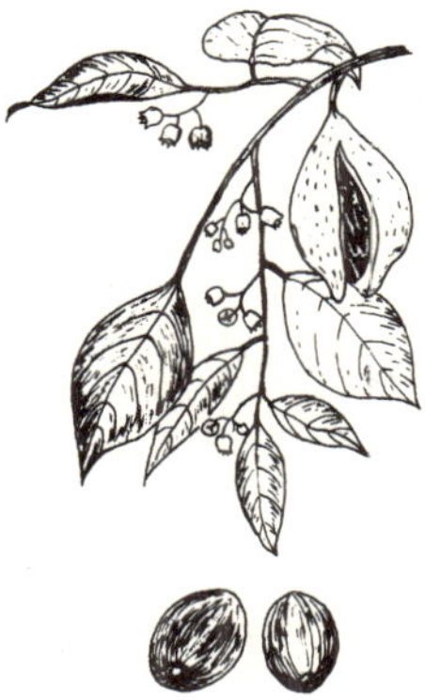

Nelkenbaum *Caryophyllus aromaticus*

Der Stempel der getrockneten Blüten ist die Gewürznelke. Sie besitzt wegen ihres stark-aromatischen Geruchs Stimulationskraft, sie »treiben das Blut und befördern somit die Erektion«. Matthiolus gibt dieses Rezept: »Gestoßene Nelken in Milch gegessen mehren den natürlichen Samen und locken zur Unkeuschheit.« Im 17. Jahrhundert sollten die unfruchtbaren Weiber bei »kalter und allzufeuchter Complexion« Tränke aus Würznelken, Melissenkraut und Pommeranzenschalen zu sich nehmen. Ansonsten spielte die Nelke im Volksglauben und auch in der Volksmedizin kaum eine Rolle.

Zimtbäume *Cinnamonum-Arten*

Aus diesen Bäumen wird die Zimtrinde gewonnen, deren feurig-brennender, süßlicher Geschmack von einem ätherischen Öl herrührt. Wie die anderen aromatischen tropischen Würzmittel soll diese Rinde aufgrund ihrer Stimulationskraft die Erektion fördern; sie »befördert aber nicht die Samenbildung«. Gerade bei Frauen wird angeblich durch die Einnahme von Zimt die Geschlechtslust erhöht, die Sterilität beseitigt und die Vagina verengt, so daß die Reibung beim Coitus verstärkt wird.

Gartenkresse *Lepidium sativum*

»Gartenkreß reyzet zur Unkeuschheit«, meint schon O. Brunnfelß, und L. Fuchs fügt dem hinzu: »Er bringt den Frauen ihre zeit, tödt aber die Frucht in mutter leib, deshalben kein schwanger leib solchen samen brauchen soll.« Die Hexen sollen von diesem Kraut fleißig Gebrauch gemacht haben, zumal es leicht zu beschaffen war. Ihre Inhaltsstoffe – Senföle – machen diese Kresse zwar als Küchenkraut brauchbar, seine aphrodisischen Wirkungen sind jedoch unwahrscheinlich. Matthiolus hat der Kresse ganz andere Eigenschaften vorbehalten; der Same der Kresse macht zwar lustig und begehrlich zur Unkeuschheit, er soll aber auch die Menstruation fördern und die Fehlgeburt verhindern.

Mannstreu *Eryngium campestre*

Es handelt sich bei diesem Kraut um ein Doldengewächs mit geteilten, stacheligen Blättern, das beim ersten Hinsehen distelähnlich aussieht. Es wurde von den Frauen den Männern ins Bett gestreut, damit sie erregt wurden; dazu mußte Mannstreu aber am Johannistage gepflückt werden. Perger meint, diese stacheligen Blätter wurden den Männern ins Bett gestreut, damit sie sich nicht allzusehr dem Schlaf ergaben.[1]

O. Brunnfelß weiß zu berichten: »Diese wurtzel soll auch zweierlei geschlecht funden werden, männlich und weiblich, und auch dieselbe Gestalt haben. Und welcher mann solch wurtzen bey ihm tregt, die ein männlein ist, machet ihn holdselig gegen den frauen. Die Poeten fabulieren, daß der Phaon von Lesbos hab solche bei ihm gehabt, darum er geliebet sey von der Sapho.«

1. Ritter v. Perger, a. a. O., S. 139.

Stink-Asant *Ferula assa-foetida*

Der Stink-Asant, auch Teufelsdreck genannt, ist ein Doldengewächs, das in Afghanistan und im Iran zuhause ist. Ein Gummiharz, das schwefelhaltige organische Verbindungen enthält, ist für den stinkenden Geruch verantwortlich. Früher wurde es gegen Hysterie und Blähungen eingesetzt. Innerlich eingenommen, verursacht der Stink-Asant eine eigentümliche Stimulierung des Hirns und des Nervensystems und zudem eine Erregung des Harn- und Geschlechtsapparates; dadurch soll es bei Männern zur erhöhten Geschlechtslust und zur Reizung der Eichel kommen. Lange Zeit hielt sich der Glaube, Assa-foetida wirke als Gegenmittel gegen

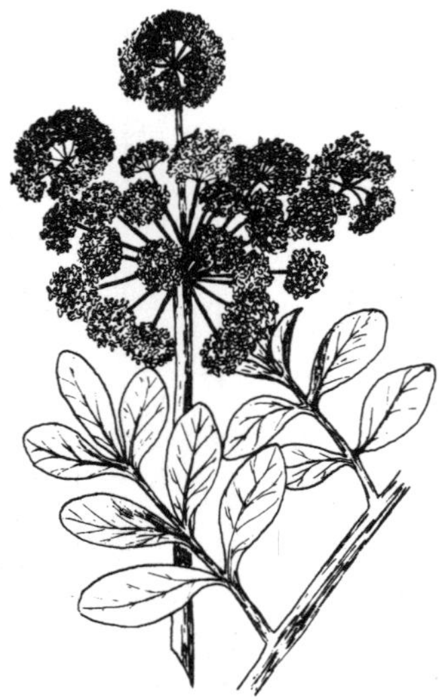

Vergiftungen. »In dem Zeremonienbuch des Kaisers Konstantin Porphyrogenetes ist als eine der Pflichten des Garderobemeisters angeführt, ... Assa-foetida und andere giftwidrige Mittel aufzubewahren und denen zu reichen, die vergiftet worden waren.«[1]

Eßkastanie *Castanea sativa*

Der Baum aus dem Mittelmeerraum wird auch bei uns angepflanzt. Seine Früchte galten früher als Aphrodisiakum: »Gebratene Kastanien mit Pfeffer und Salz bestreut, macht die natur geil und unkeusch« (Matthiolus). Die Blüten der Roßkastanie (Aesculus hippocasranum) wurden mit Weinbrand ausgezogen; der Auszug wurde als Einreibemittel für die Hoden genutzt, um die Manneskraft zu heben. Schon früh stellte man auch fest, daß der Geruch dieser Blüten dem des männlichen Samens entspricht. Man ordnete ihn den Caprylgerüchen zu, den der berühmte Botaniker Albrecht von Haller (1708–1777) als »Odor aphrodisiacus« bezeichnete. Auch Schwarze Johannisbeere und Berberitze haben diesen Geruch.
Bis auf den heutigen Tag hat sich der Aberglaube erhalten, nach dem die Roßkastanie, in der Hosentasche getragen, ein guter Schutz gegen Kreuzschmerzen, Gicht und Rheuma sein soll.

1. L. Lewin, Gifte, a. a. O., S. 45.

Nabel- und Gliedkräuter

Hier soll noch auf die Nabelkräuter verwiesen werden, die im erotischen Volksglauben eine besondere Rolle spielten. Seit altersher galt der Nabel als Sitz der Unkeuschheit und der verbotenen Liebesgelüste. Das ist wohl so zu erklären, daß man dem Nabel als Geburtsstrang besondere Bedeutung zumaß. Später wurde die Umgebung des Nabels, der gesamte Unterleib bis zu den Beinen als Nabel bezeichnet – so avancierten die unter dem Begriff Nabelkraut zusammengefaßten Pflanzen im Laufe der Zeit zu Liebeskräutern. Eine besondere erotische Kraft kommt ihnen sicherlich nicht wegen ihrer Inhaltsstoffe zu, vielmehr wird sie von der Gestalt der Früchte oder der Blätter dieser Kräuter abgeleitet, die sich wie eine Nabelhöhlung um den Stengel legen. Die Pflanzen dienten ursprünglich der Heilung von Nabelgebresten nach dem Motto: similis similibus (Gleiches mit Gleichem).

Hierher gehören zum Beispiel diese Pflanzen:

- Brombeere *(Rubus-Arten)* – wegen ihrer Früchte; Hasenohr *(Bupleurum rotundifolia)* – wegen der Blattform;
- Heidelbeere *(Vaccinium uliginosum)* – wegen der Form der Früchte; Moorheide *(Empetrum nigrum)* – wegen der Gestalt der Beere;
- Nabelkraut *(Umbilicus rupestris)* – wegen der mit der Blattmitte dem Stil aufsitzenden Blättern.

In diesem Zusammenhang sind auch noch die Gliedkräuter zu nennen. Diese Pflanzen galten im Mittelalter als Symbol für die »heimlichen Glieder« (Penis und Vulva). Sie wurden eingesetzt, um deren Leiden zu heilen, aber auch, um – vor allem – den Penis zu kräftigen und zu reizen. Die meisten Gliedkräuter kamen zu dieser Verwendung, weil sie in ihrer äußeren Erscheinung den »heimlichen Gliedern« glichen oder viele Stengelglieder hatten: Labkraut *(Galium perenne)*, Leimkraut *(Silene-Arten)*, Waldmeister *(Galium odoratum)* und sogar die Schafgarbe *(Achillea millifolium)*.

Anaphrodisiaka

Der freizügige Umgang mit Liebesmitteln mußte natürlich unter der Herrschaft einer Religion, deren wichtigste Repräsentanten Ehelosigkeit und Enthaltsamkeit geloben mußten, eingeschränkt werden; ja, diesen Mitteln mußte etwas entgegengesetzt werden, eben die Anaphrodisiaka – Mittel, die die Geschlechtslust dämmten. Zur Abtötung der Fleischeslust empfahlen sich dann auch viele Kräuter, die in den Klostergärten sorgsam kultiviert wurden und die »allen closter- und ordensleuth, welche keusch sein wöllen und reynlichkeit zu halten vermessentlich geloben, stets in ihrer speiß und trank brauchen« (H. Bock) anempfohlen wurden.

Auch diese Kräuter wurden natürlich von den »Hexen« mißbraucht, sie setzten sie nicht ein, um Keuschheit zu erzwingen, sondern um den Ehepaaren das eheliche Werken zu vermiesen. Zu damaliger Zeit war Sexualität vornehmlich in der Ehe denkbar, die von der Kirche abgesegnet und somit Gott wohlgefällig war. Diese Art von Liebesvollzug war aber dem Teufel ein Greuel, und der schickte seine Hexen aus, um diese fromme Idylle zu stören.

Auch aus einem anderen Grunde mußte die Hexe in ehelichen Nöten helfen; in einer Zeit, da die meisten Ehen »arrangiert« wurden, waren die aufdringlichen Aufmerksamkeiten des ungeliebten Partners höchst unwillkommen. In solchen Situationen versprach man sich Hilfe von den erfahrenen Hexen.

In den Akten der Hexenprozesse kann man anhand der erpreßten Aussagen der Hexen nachlesen, was sie auf diesem Gebiet zuwege brachten; sie verhinderten nicht nur das Zustandekommen des Beischlafes, sie sorgten auch dafür, daß den Eheleuten die Liebe abhanden kam, noch schlimmer, sie brachten es sogar fertig, dem Ehemann das Zeugungsorgan wegzuzaubern.

Der Hexenhammer weiß von noch ganz anderen Untaten der Hexen zu berichten: »… daß nicht nur dabei Hexerei geschieht, daß einer die ehelichen Pfllchten nicht erfüllen kann, … sondern daß es auch geschieht, daß ein Weib nicht empfängt, oder wenn es empfängt, sie dann eine Fehlgeburt tue; und hinzugefügt wird noch eine dritte und vierte Art, daß, wenn sie keine Fehlgeburt verursachen, sie die Kinder auffressen oder dem Dämon preisgeben.«

Der schon erwähnte Christoph Hellwig beschreibt das Arsenal an Anaphrodisiaka, das auch den Hexen zur Verfügung stand, »wider die allzugroße Begierde zum Beyschlaff und Geilheit«, »wenn eine Manns-Person allzu hitzig ad rem venerem ist also/daß sie bisweilen gar narrisch darüber werden …

Folgende Dinge sind unter anderem gut: Keuschlamm-Samen, Artzeneien von Blei/Opiate/Weiden-Blätter, Endivien, Seeblumen, Mohn. Sonsten wird der Campher wider die Geilheit gerühmt …; darnebst gewöhne man sich an die Wurtzel des Knabenkrautes zum öfteren Einnehmen. Man koche sich auch oft Weidenlaub in Wasser und trincke davon. Ansonsten muß ein solcher Mann lustige Conversation, zumal von galanten und beredtsamen Frauen-Zimmern/Gastereyen/niedliche Speisen/und delikat Gewürz/sehr gesaltzene und starck safftige Speisen/ja allerhand/was die Natur Kützlich/und aus dem Kober/wie man pflegt zu reden/hüpfend machen.«[1]

Hier soll aber weniger von den Männern, die kitzlig gemacht aus dem Kober hüpfen, die Rede sein, sondern

1. L. C. Hellwig, a. a. O., S. 15.

von denen, die von den Hexen liebesuntüchtig gemacht wurden, und damit ihr ehelich Werk, das dem Teufel mißfiel, nicht mehr betreiben konnten.
Häufig ist die Rede vom »Nestelknüpfen« oder »Schloßschließen« im Zusammenhang mit dem Impotenzzauber der Hexen. Es handelt sich dabei um einen weitverbreiteten und gefürchteten Brauch, bei dem, meist im Augenblick der Trauung, ein oder mehrere Knoten geknüpft oder ein Schloß geschlossen wird, wobei Zaubersprüche aufgesagt werden. Anschließend müssen Knoten und Schloß so versteckt werden, daß sie unauffindbar bleiben. Dieser Zauber hatte den Zweck, den Bräutigam impotent zu machen, und das wurde bei überreizten, nervösen Männern dann auch oft genug erreicht. Andere Autoren weisen darauf hin, daß in Erweiterung dieses Zwecks das Nestelknüpfen immer dann angewandt wird, wenn es darum geht, notwendige »Eröffnungen des Leibes« beim Gegner zu verhindern – also um neben der Impotenz auch Sterilität zu bewirken oder die Empfängnis und die Geburt zu verhindern.
Im Kapitel »Hexenabwehr« werden einige Pflanzen erwähnt, die das Nestelknüpfen neutralisieren können. Nach Bächtold-Stäubli gibt es noch viele andere Möglichkeiten, diesem Zauber zu begegnen, die noch bis in unsere Tage angewandt werden: man soll drei Morgen durch den Ehering pissen; den Ehering bei der Trauung nur bis zum zweiten Gelenk schieben (Hinweis auf den

nicht vollzogenen Akt); ein verschlossenes Schloß in der Tasche tragen usw.[1]

Keuschlamm *Vitex agnus castus*

Der im Mittelmeerraum beheimatete Keuschlamm-Strauch wird bis zu 4 m hoch. Die würzig duftende Pflanze hat handförmig zusammengesetzte Blätter, die aus 5–7 lanzettförmigen Blättchen bestehen. Die lilaroten Blüten stehen in Knäueln, die eine dichte Ähre bilden.

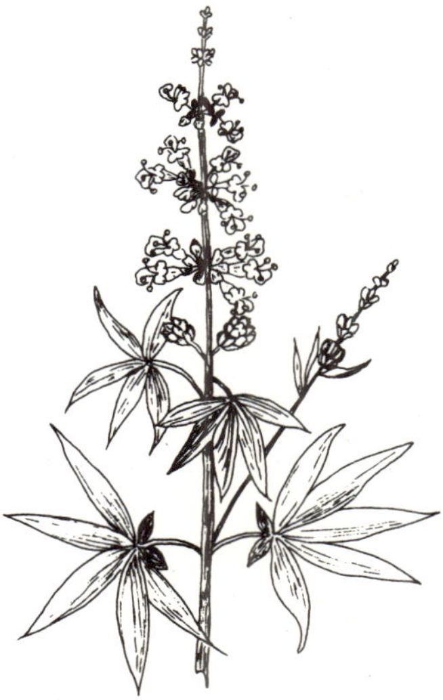

1. H. Bächtold-Stäubli, Handwörterbuch des deutschen Aberglaubens, Berlin 1927–1942, Stichwort »Nestelknüpfen«

Dieser Strauch, auch Mönchspfeffer oder Mönchssamen genannt, galt schon immer als Symbol der Enthaltsamkeit in Liebesdingen. Dioscorides beschreibt das so: »Die Griechen nennen diesen Baum Agnon, das ist Keusch, Castus zu Latein, dieweil die Weibsbilder zu Athen in Griechenland, wenn sie den Gottesdienst der Göttinen Cereris begehen wolten, darinnen sie Keuschheit bewahren musten, dieses Baums Blätter unterstrewten, darauf zu rasten …«

Im Mittelalter pflanzten die keuschen Nonnen und Mönche diesen Strauch in ihre Klostergärten, offenbar waren sie der Überzeugung, daß die Kräfte dieses Strauches ihr Streben nach Enthaltsamkeit unterstützen könne. Ein Absud aus Keuschlammblättern oder -samen oder ein Lager aus diesen Blättern sollte die sexuellen Begierden unterdrücken.

Die Hexen empfahlen den Frauen, das Laub dieses Strauches zu kochen und mit dem Absud die »heimlichen Orte« zu waschen oder sich ein Dampfbad aus Keuschlammblättern zu bereiten und sich darüber zu setzen. Die Männer mußten die zerstoßenen Samen mit einem Glas Wein trinken. Matthiolus empfiehlt eine weitere Anwendungsmethode: »Er nimmt die Begierde zum Venushandel und solches tut nicht allein der samen, sondern auch die blätter und blumen, nicht aber so man sie isset, sondern auch wenn man sie im Bett unterstreuet.«

Charlotte de la Tours erwähnt in ihrer »Symbolik der

Pflanzen« einige Nonnen, die ein aus Keuschlamm-Blättern destilliertes Wasser tranken, um ihre geschlechtliche Lust zu zähmen. H. Bock erklärt kurz und bündig: »Er löscht aus des Fleisches Brunst und Begierde.«

Hopfen *Humulus lupulus*

Der Hopfen gehört zur Familie der Cannabiodeae, er ist somit verwandt mit dem Hanf. Die zweihäusige Kletterpflanze wird bei uns zum Zwecke des Bierbrauens kultiviert, sie kommt aber auch wildwachsend vor. Die Drüsenschuppen der weiblichen Fruchtbestände

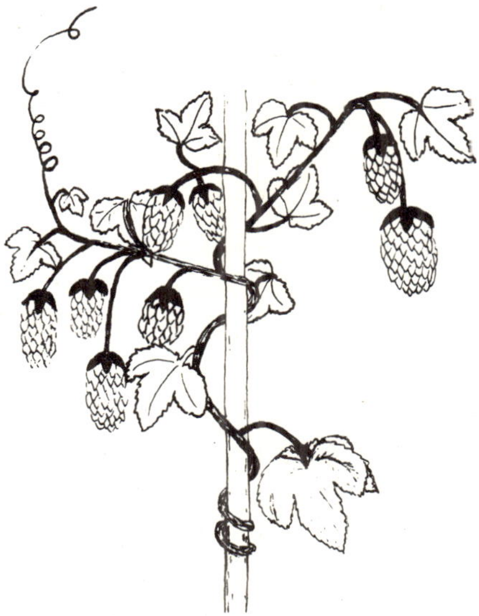

enthalten ätherisches Öl, in dem die Bitterstoffe Lupulin und Humulin gelöst sind; sie machen nicht nur das Bier haltbar, sie haben auch beruhigende Wirkung. Diese sedierende Eigenschaft wurde bald auch auf den sexuellen Bereich übertragen, nachgewiesen werden konnte sie jedoch bis heute nicht. Immerhin sagt man starken Biertrinkern nach, daß sie weniger sexuelle Begierden entwickeln sollen. Es wird dazu noch behauptet, daß der Hopfen geringe Mengen des weiblichen Geschlechtshormons Östrogen enthalte. Hopfentee wurde von Frauen mit »beschränktem Sexualinteresse« getrunken, um einen »euphorisierenden Effekt auf die Frau« zu erreichen. Beim Manne wirkt dieses Hormon dämpfend auf die Libido.[1]

Kampferbaum *Cinnamonum camphora*

Der große, dichtbelaubte Kampferbaum ist in Ostasien beheimatet. Dort wird er auch gezüchtet, und sein Kampferöl wird zum Einsatz für medizinische Zwecke, aber in größeren Mengen zur Herstellung von Celluloid exportiert. Dieses Öl wird noch heute bei Bronchitis, als Herzstimulanz oder als Einreibemittel bei Rheuma und Neuralgien verwendet.
Im 17. Jahrhundert wurde der Kampfer, in weißen,

1. R. Stark, Aphrodisiaka und ihre Wirkungen, 1984, S. 165.

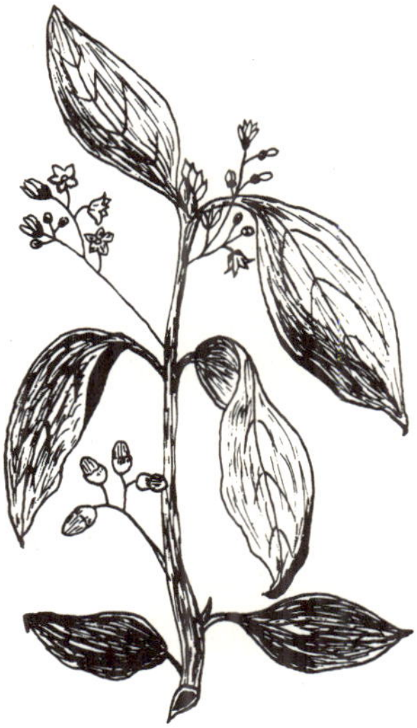

durchscheinenden Tafeln, die sich speckig anfühlten und einen durchdringenden Geruch ausströmten, gehandelt. Schon bald schrieb man ihm anaphrodisische Eigenschaften zu: »Kampher hemmt die unkeuschen Gelüste, so man ihn mit Rautensaft auf das Gemächt streicht, auch wenn man darzu riecht.« (Matthiolus) Hellwig rühmt Kampfer gegen die Geilheit, »wenn man solchen am Halse trägt, um den Geruch davon stets zu empfinden, wofern aber der beste Geruch davon verrochen, wieder was frisches angehänckt.«[1] Auch bei Priapismus (Dauererektion) soll der Kampfer Hilfe bringen.

1. L. C. Hellwig, a. a. O., S. 13.

Schierling *Conium maculatum*

Die Giftwirkung des gefleckten Schierlings wurde an anderer Stelle ausführlich beschrieben; auch seine Verwendung als Bestandteil der Hexensalben wurde dort erörtert.

Die Hexen sollen diese Pflanze in noch ganz anderer Weise mißbraucht haben. Schon von den alten Griechen ist bekannt, daß sie Kraut und Samen des Schierlings als Umschlag auf die männlichen Geschlechtsteile legten, um sie »untüchtig« zu machen. Auch die zu starke Entwicklung der weiblichen Brüste wollte man durch solche Umschläge verhindern.

Die Hexen experimentierten dann auch mit diesem Kraut, um den Eheleuten einen Tort anzutun und den ehelichen Beischlaf zu stören. Der »Hexenhammer« nimmt sich in besonderem dieser Praktiken an. Vielleicht waren seine gelehrten Verfasser davon überzeugt, daß der Schierling und andere »erschlaffende« Kräuter in der Hand des Teufels und seiner Hexenschar die Macht hatten, die Zeugungskraft zu beeinträchtigen, vielleicht sogar das männliche Glied wegzuzaubern.

Ähnliche Wirkungen werden auch dem **Frauenmantel**, *Alchemilla vulgaris*, nachgesagt. Seine Blätter sind rund und anfangs wie Trichter geformt, in dem sich Tautropfen sammeln; die wurden von den Alchimisten aufgefangen, um mit deren Hilfe den Stein der Weisen zu finden. Die Alten trauten dem Frauenmantel auch noch zu: »So die Weiber mit dem Kochwasser von diesem Kraut ihre Heimlichkeit waschen, so drängt es dieselbe zusammen, als wären es Jungfrauen. Solch Wasser mit leinernen Tüchern auf die Brüste gelegt, laßt sie nicht größer werden.« O. Brunnfelß sieht das etwas anders: »Ein Tüchlein darein (Wasser vom Frauenmantel) genetzt, welche Frau weiche Brüste hat und in die Badstub geht und im Ausgang das naß Tüchlein übergelegt, so werden ihre Brüste hart und stark.«

Baldrian *Valeriana officinalis*

Ähnlich wie beim Hopfen, so wurde auch die allgemein beruhigende Wirkung des Baldrians schon recht früh erkannt und auf den Sexualbereich übertragen. Diese Pflanze hat einen stark verzweigten Wurzelstock, aus dem ein bis zu 1 m hoher Stengel hervorwächst. Der trägt gegenständige, gefiederte Blätter. Die kleinen rötlichen bis weißlichen Blüten stehen in endständiger Doldenrispe.

Die Wurzel dieser Pflanze wird bis in unsere Tage als vorzügliches Mittel gegen nervöse Beschwerden, Schlafstörungen und bei Abgespanntheit als Folge von Streß und Reizüberflutung empfohlen. Daneben war der Baldrian ein beliebtes Zaubermittel, das der Ab-

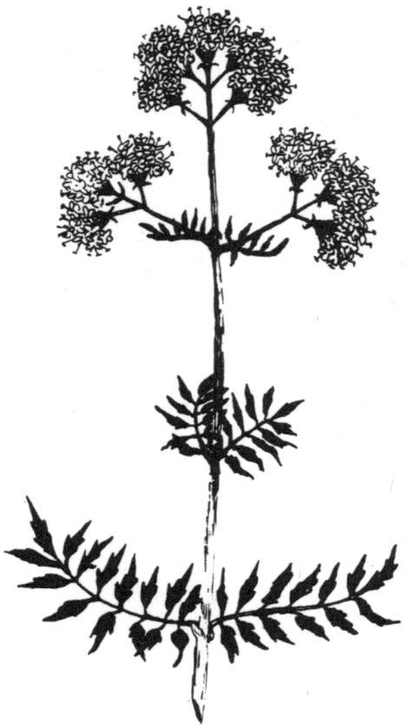

wehr von Hexen und Dämonen diente, der Name »Hexenkraut« für Baldrian deutet darauf hin.
Die Hexen gebrauchten dieses Kraut, um bei Männern und Frauen das Aufkommen sexueller Gelüste zu hintertreiben. Paradoxerweise konnte dieser Zauber durch Baldrian nur mit Baldrian gelöst werden: am Hochzeitstage mußten die Brautleute Baldrian mit sich tragen, um der Behexung zu entgehen. Etwas sehr Schönes sagt O. Brunnfelß von dieser Pflanze: »Macht holdselig, eins und friedsam, wo zwei des Wasser aus eim geschirr trincken.« Das paßt nicht so ganz zu dem, was oben über den Baldrian gesagt wurde. Auch die aus dem 15. Jahrhundert überlieferten Redensarten wider-

sprechen dem: »Nimm Baldrian in den Mund und küsse die, die du haben willst, sie gewinnt dich gleich lieb.« Oder: »Jüngling trage eine Baldrianwurzel in der Tasche und sage den Zauberspruch her ›Baldrian, greif mir dran!‹ Dann kann dir die Maid nichts verweigern.« Und damit der Bräutigam potent bleibt, sollte er ein Stück Baldrianwurzel in der Hosentasche tragen.

Dill *Anethum graveolens*

Dieses bekannte Küchenkraut aus der Familie der Doldengewächse stammt aus Westasien. Ein ätherisches Öl verleiht dem Dill seinen typischen aromatischen Ge-

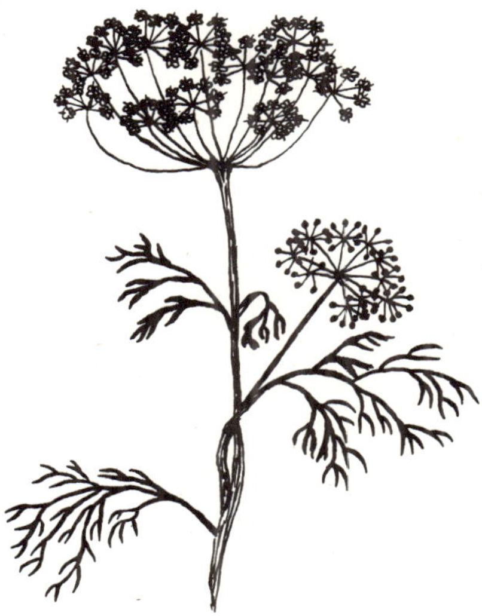

ruch und Geschmack. Dieses Öl wird heute noch in der Medizin als Karminativum, als harntreibendes Mittel und früher auch noch als Wurmmittel eingesetzt. Das wußten auch schon die Alten: »Dyllsamen und die öbersten gipffelin an den Stengeln und zweiglin in wasser gesotten bringen den frauen die versiegene Milch wider, stillet das grimmen, zerlegt die bläst und wind im bauch (Karminativum!) stellt das würgen und den stuhlgang. Treibt den Harn.« (L. Fuchs)
Dill – in größeren Mengen und über längere Zeit genommen – soll sich dämpfend auf die Libido auswirken. Dioscorides stellt fest: »Dämpft den natürlichen Samen.« Das nutzten die Hexen, um die Eheleute zu ärgern. Gleichzeitig galt aber der Dill als Schutzmittel gegen Zauberei und Verhexung. (siehe »Hexenabwehr«)

Seerose, Wasserrose *Nymphea alba*

Diese mehrjährige Wasserpflanze mit einem dicken Wurzelstock, den großen, runden Blättern und den großen weißen Blüten ist allgemein bekannt. Die weißen Blüten der Seerose, auch Seejungfer genannt, standen symbolisch für Reinheit und Keuschheit; und eben diese, durch die Signaturenlehre begründete Eigenschaft, machte sie als Anaphrodisiakum verwendbar. Vor allem den Nonnen und Mönchen wurde der regelmäßige Verzehr der Samen und der Wurzel der Seero-

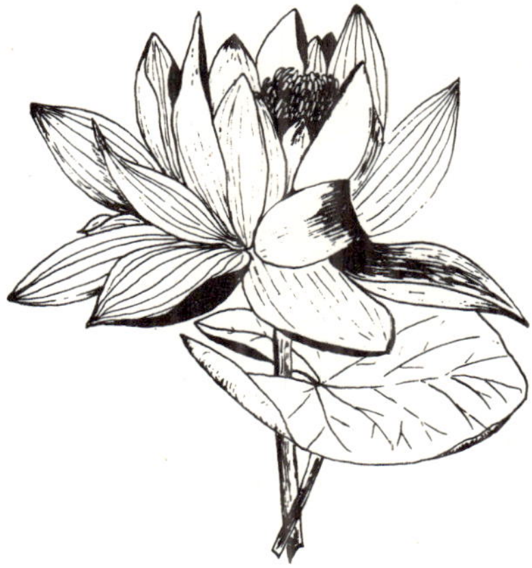

se zur Dämpfung des Geschlechtstriebes anempfohlen, da sie in der Lage sind, »die sexuellen Gelüste, die in jedem Menschen lebendig sind, völlig auszulöschen.«[1]
Plinius hatte schon behauptet, diese Blüten oder Samen, als »Medizin« genommen, ließen zwölf Nächte keine wollüstigen Träume aufkommen. Und wenn ein Mann seine Geschlechtsteile über eine längere Zeit mit einem Absud aus der Seerosen-Wurzel einreibt, so wird ihm die Manneskraft gänzlich genommen. Dioscorides bestätigt das: »Die Wurtzel ist auch gut getruncken wider die unkeuschen Träume, denn sie schafft sie gänzlich ab; bringt aber, etliche Tag davon getruncken, den Menschen von seiner Männlichkeit.«
Dieser Zauberglaube, der sich um die Seerose rankte,

1. Zit, nach H. A. Hansen, a. a. O., S. 100.

ward den Hexen zum Verhängnis. Ihnen wurde in den Hexenprozessen vorgeworfen, mit Hilfe der Seerose die Eheleute zu verhexen und ihnen die Liebesfähigkeit zu nehmen. – Dabei war es recht schwierig, in den Besitz dieser Wurzeln zu kommen. Man mußte sich dabei die Ohren verstopfen, denn die Wassernixen betörten den Rosenräuber mit verführerischen Gesängen, um ihn dann leichter ins Wasser ziehen zu können.

Raute *Ruta graveolens*

Die Raute ist eine mehrjährige Pflanze; der 40–60 cm hohe Stengel trägt lange, gefiederte Blätter und große, grünlichgelbe Blüten in einer verzweigten Scheindolde. Sie wurde als Heilpflanze bei Kopfschmerzen und Verdauungsbeschwerden, und als Zauberkraut hochgerühmt. Auch als Anaphrodisiakum wurde die Raute genutzt.
Tabernaemontanus berichtete: »Rauten gegessen und getruncken dämpft und trücknet aus den natürlichen Samen und vertreibt die unmäßige Unkeuschheit; ist eine heilsame und gesunde Artzney vor die Geistlichkeit; ... den weibern aber mehrert sie die Lust zur Unkeuschheit, deretwegen die geistlichen Weibspersonen, Jungfrauen und Wittiben den Gebrauch der Rauten fliehen sollten.« Bei anderen älteren Autoren stehen die Heilwirkungen der Raute im Vordergrund, nur am

Rande wird erwähnt, daß »sie tilget aus den männlichen Samen«. (Fuchs)
Die Hexen verwendeten die Raute in diesem Sinne aber auch dann, wenn einer aus eigener Kraft sich aus amourösen Verstrickungen nicht lösen konnte. Nur war die Anwendung dieser Pflanze in Liebesdingen nicht ganz einfach, da sie bei Männern als Liebestöter und bei Frauen als Aphrodisiakum wirken sollte. – Aus der Raute wurde auch noch Vinum rutae destilliert, der vor allem den Mönchen gegen die Gliedsteife half.
Auch im Liebeszauber leistete die Raute gute Dienste: »Man gehe vor Sonnenaufgang zu einer Raute, beharne sie im Namen der Geliebten, bestreue sie mit Salz.

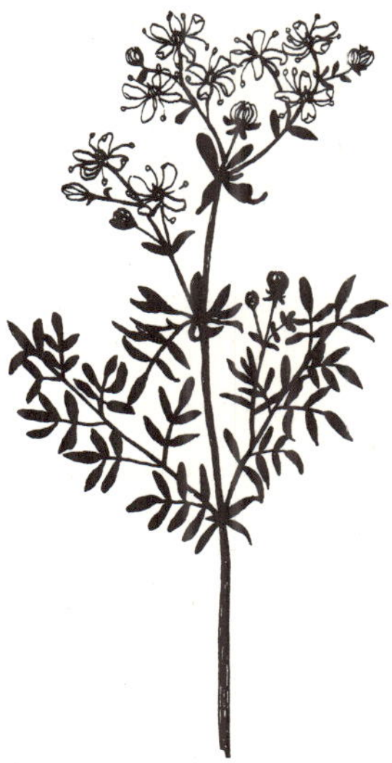

Dann grabe man sie mit der Wurzel aus, trage sie nach Hause, werfe sie in die heiße Asche und spreche dabei: »El, El, omel! Die ihr die Meister der Liebe seid, ich beschwöre euch, wie diese Raute zu Asche verbrennt, daß ihr so den Sinn der N. in Liebe zu mir entbrennen laßt, daß sie keine Ruhe hat, bis sie mir zu willen ist.«[1]
Überhaupt ist die Raute im Hexen- und Zauberwesen eine ganz besonders vielseitige Pflanze, sie wird uns noch öfter begegnen.

Salat *Lactura sativa*

Wer heute grünen Blattsalat als willkommene Beilage zu einem Braten verzehrt, kommt kaum auf den Gedanken, etwas gegen seine Libido zutun. Aber schon die alten Griechen waren davon überzeugt, daß der Salat die Zeugungskraft mindere. Dioscorides bezieht sich nur auf den Salatsamen und meint: »Lattichsamen (gemeint ist Salatsamen) getruncken wehret und verhindert die unkeuschen Träume, so im Schlaff geschehen und widersteht der Unkeuschheit.« Andere glaubten, daß der »Lattichsaft auf das Gemächt gestrichen unkeusche Lust vermindere und den natürlichen Samen hemme« (Matthiolus), oder: »daß Lattich stets als Kost gebraucht die Geilheit vertreibt.« (Bock)

1. Aigremont, a. a. O., S. 187.

Auch vom **Endiviensalat** *(Cichorium endivia)* weiß man ähnliches zu berichten: er »vertreibt die unkeuschen Träume ... und wehret der Unkeuschheit«. Er war ein echtes Klosterkraut, das »Geyhlheit und schampere (schändliche) Träume verjagt« (Brunnfelß). Andererseits heißt es aber auch von dieser Pflanze: »Endivien machen einen trägen und faulen Hahn geil.«[1]

1. Aigremont, a. a. O., S. 145.

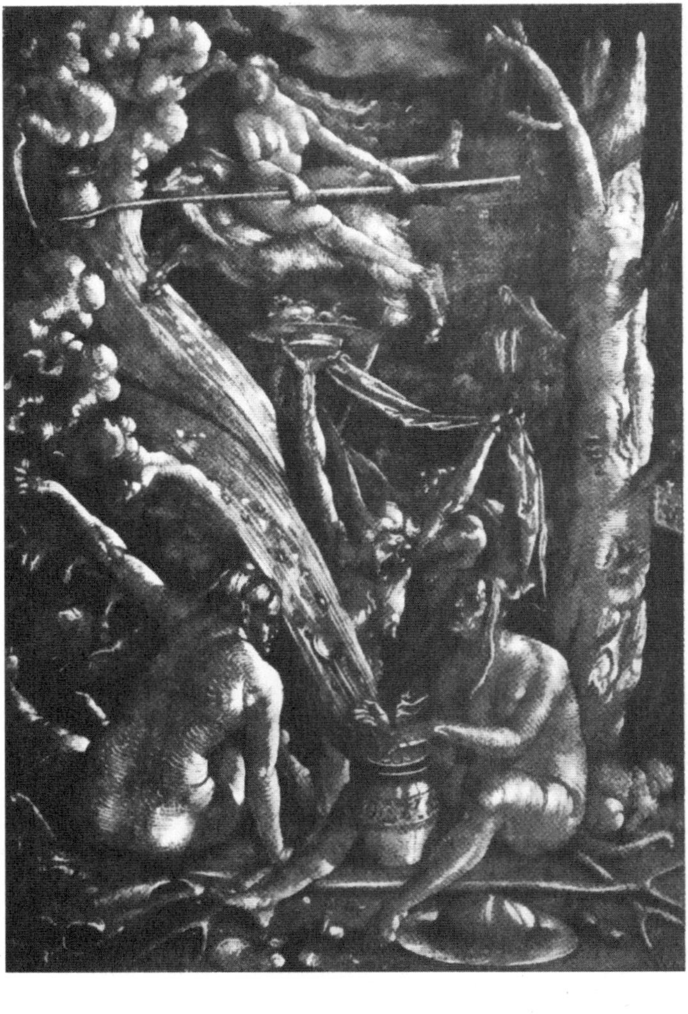

»Hexen«, Hans Baldung, gen. Grien, Anfang 16. Jh.

Pflanzen in der Geburtenregelung

Schon aus dem Altertum liegen verläßliche Quellen vor, die über die Möglichkeiten der Empfängnisverhütung und Abtreibung berichten. So kann man in alten ägyptischen Papyri nachlesen, daß schon 1500 v. Chr. Mischungen als Koloquinten, dem Schleim verschiedener Pflanzenarten, Pflanzenfasern oder gar chemische Mittel in die Scheide appliziert wurden, um eine temporäre Schwangerschaftsverhütung zu erreichen. Im ersten Jahrhundert n. Chr. kursierten in Rom verschiedene Rezepte für empfängnisverhütende Tränke, die nach Dioscorides zumeist aus Weidenblättern, Wurzeln des Farnkrauts, Blätter der Bischofsmütze (Mitrakaktus), Gartenraute u. a. pflanzlichen Zutaten bestand. Auch Mischungen aus Gartenrauten-Samen, Panax-Samen und zyrenäischem Saft oder Sauerhonig mit Nachtviolen-Samen und Kuhpastinak wurden verwendet.[1]

Diese oder andere Tränke wurden mit Vorsicht empfohlen; sie sollten nicht nur die Empfängnis verhüten, sondern auch abtreibende Wirkung haben. Eine strenge Unterscheidung zwischen verhütenden, abtreiben-

1. J. T. Noonan, Empfängnisverhütung, Mainz 1964, S. 9 f.

den oder nur anaphrodisischen Mitteln wurde ohnehin nicht immer eingehalten.

Weder in Griechenland noch in Rom war die Abtreibung ein fluchwürdiges Verbrechen. Plato hält die Abtreibung für vertretbar: »Haben die Frauen und Männer die zum Kinderzeugen bestimmte Zeit überschritten, dann geben wir ihnen frei, der Liebe zu frönen mit wem sie wollen, ... indem wir ihnen ans Herz legen, vor allem keine einzige Leibesfrucht, wann sie sich bilden sollte, das Licht erblicken zu lassen.« Und Aristoteles rät, daß »wann eine Frau, die schon die gesetzmäßige Zahl Kinder hat, schwanger würde, man die Frucht, ehe sie Leben und Empfindungen hat, abtreiben lassen möchte«. Plutarch behandelt dieses Thema schon kritischer: »Viele greifen zu verderblichen Stoffen, gleich den unzüchtigen Weibern, die um die Wollust ununterbrochen genießen zu können, Abtreibungsmittel verwenden.«

Noch kritischer äußert sich Tacitus: »Weder in Griechenland noch in Rom gab es Rechte für die keimenden Menschen ... So sind ungezählte und unzählbare menschliche Leben direkt aus dem Dunkel der Gebärmutter in das Dunkel des Hades gewandert.«[1]

Abtreibungen waren bei den Germanen erlaubte Mittel der Geburtenregelung. Der Kindsvater und die Sippe mußten allerdings dafür die Genehmigung geben,

1. Zitate von Plato, Plutarch und Tacitus nach L. Lewin, Gifte, a. a. O., S. 15.

die Mutter hatte das Vetorecht.[1] Die Abtreibung stand nur dann unter Strafe, wenn sie von Fremden und gegen den Willen der Schwangeren vorgenommen wurde. Die christliche Kirche ging später scharf gegen Abtreibungen vor. Nach den alten Bußordnungen wurde die Abtreibung, wenn sie 40 Tage nach der Empfängnis erfolgte – zu dieser Zeit lebte der Fötus nach der damaligen Auffassung –, mit drei Jahren Kirchenstrafe belegt.[2]
Die mittelalterliche Medizin in Europa wurde entscheidend beeinflußt von den Erfahrungen arabischer Ärzte. Bahnbrechend war hier das Buch »Kanones der Heilkunde« des Ibn-Sina, auch unter dem Namen Avicenna bekannt. Er nennt unter der Überschrift »Die Verhütung der Schwangerschaft« diese Maßnahmen:

»1. Nach dem Beischlaf soll die Frau sieben- bis neunmal rückwärts schnellen, auch Niesen hilft ›manchmal‹, das Sperma abglitschen zu lassen.
2. Suppositorien in der Vagina, vor und nach dem Beischlaf anzuwenden; sie sollen aus Zedernöl bereitet werden oder aus dem Stengelmark des Granatapfelbaums und Alaun, oder aus Blättern der Trauerweide, die mit dem Saft der Trauerweide durchtränkt sind, oder auch Fruchtfleisch von Koloquinten, oder zu gleichen Teilen aus frischer Alraunewurzel, Eisenschlacke,

1. Becker, Bovenschen, Brackert, a. a. O., S. 86.
2. Lt. Bächtold-Stäubli, a.a.O., Stichwort: Abtreibung.

Kohlblättern, Skammoniablättern und Kohlsamen, alles mit Zedernöl vermischt.
3. Einölen des Penis mit Zedernöl, Balsamöl oder Bleiweiß, eine Methode, die in Verbindung mit dem Suppositorium aus Zedernöl angewendet werden soll.
4. Suppositorien aus Pfeffer und Elefantendung, die nach dem Beischlaf angewendet werden.
5. Ein Trank von etwa anderthalb Liter Basilikum in Wasser.«[1]

Diese Vorschläge wurden zum Teil in die mittelalterliche Praxis der Geburtenregelung übernommen, aber auch noch durch viele andere Methoden ergänzt, wie noch zu zeigen sein wird.
Erstaunlich ist, daß viele Autoren dieser Zeit, da die Geburtenkontrolle unter Strafe stand, ihr Wissen darum so freimütig preisgaben. Zumindest die christlichen Schriftsteller des 13. und 14. Jahrhunderts brachten ihre Vorschläge zur Empfängnisverhütung und Abtreibung, ohne deren Anwendung zu empfehlen, sie verdammten sie aber auch nicht.
Der Verfasser eines »Geschrieben Arzney Buch« (Handschriftensammlung aus dem 15. und 16. Jahrhundert der Dresdener Hofbibliothek) gibt sich als Gegner der Geburtenregelung. Er findet dennoch eine Rechtfertigung dafür, »wie man den fraun und jungfraun thut, das sie

1. J. T. Noonan, a.a.O., S. 245 f.

nicht mögen schwanger werden«, nämlich: »Nun ist dies die ursache, warumb das capittel geschrieben wirdt: es seindt etliche fraun so enge ums geschlos, das wenn sie schwanger würden, so möchten sie nicht geberen und müsten dann mit dem kinde sterben, darumb … es sei besser, das sie nicht empfann . … Aber … sollte die kunst aufkomen, so würdens etliche fraun und jungfraun treiben, wenn es nicht not were, und möchte viel übels daraus entstehen …«
Nun kann der Autor unbesorgt seine medizinischen und magischen Ratschläge erteilen:
»itum wer seine menliche ruthen salbt mit allatren (?), wann er mit einer fraun oder jungfrauen wil der minne pflegen, die fraue wird dismal nicht schwanger.
itum wer pfeffer in die scham und mutter strauet nach der min, der irret die empfahung und vertreibt die frucht.
itum wenn die frau aufstehet vonn der min und der man sie freundlichich mit der flachen handt auf die lenden schlecht, sie verlouret des manes samen.
welche fraue nimpt ij hoden eines Catters und binde die in ein leder von einer mehrlein (Hermelin) und treget das bei ir, so wirdt sie nicht schwanger.
itum welche fraue ann ihrem hals tregt hasen dreck, die wird nicht schwanger, so lange sie das tregt an ir.«[1]
Die Autoren G. Heinsohn und O. Steiger halten das Pro-

1 Zit. nach H. Nemec, Zauberzeichen, Wien 1976, S. 44.

blem der Geburtenregelung in der Zeit der Hexenverfolgung für so gravierend, »daß die Hexenmassaker dem politischen Entschluß zuzuschreiben seien, das alte Volkswissen über Geburtenkontrolle auszurotten, um die Frauen zu zwingen, mehr Kinder zu empfangen, als sie für die ökonomische Reproduktion ihrer Familie brauchen.«[1] Die Hebammen oder weisen Frauen verfügten über ein reiches Wissen in allen Sparten der Geburtenkontrolle. Vor dem Hintergrund eines bedrohlichen Bevölkerungsrückganges ab Mitte des 14. Jahrhunderts bis etwa 1525, der für den Arbeitsmarkt und damit für das Wohlleben der Herrschenden eine ernste Gefahr darstellte, mußten Adel und Kirche handeln. Und sie begannen, mit den weisen Frauen die Praktiken der Geburtenkontrolle auszurotten.

Die im folgenden zu besprechenden pflanzlichen Verhütungs- und Abtreibungsmittel hatten insgesamt den Nachteil der Unzuverlässigkeit. Wie noch im einzelnen darzulegen ist, hatten einige von ihnen sicherlich antikonzeptive oder abortive Wirkungen; in vielen Fällen mußten sie doch versagen. Auch wenn man den Hebammen und weisen Frauen, die ja diese Mittel empfahlen und auch die Anwendung überwachten, fundierte botanische Kenntnisse nachsagte, so konnten sie nicht immer die Konzentration der wirksamen Inhaltsstoffe der Pflanzen abschätzen.

1. G. Heinsohn, O. Steiger, Die Vernichtung der weisen Frau, in Mammut, März-Texte, Herbstein 1984, S. 494 ff.

Petersilie *Petroselium crispum*

Dieses bekannte Küchenkraut wurde schon als Aphrodisiakum besprochen. Seit langem aber ist auch bekannt, daß die Inhaltsstoffe der Petersilie, vor allem das Apiol, stark uteruserregend wirken.

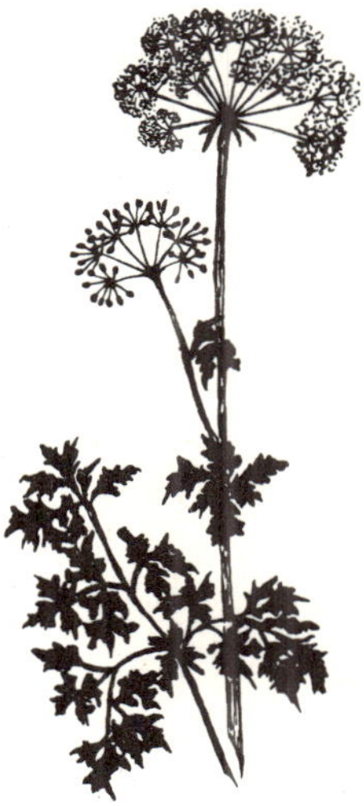

In hohen Dosen sind Apiol oder Petersilienöl abtreibende Mittel. In der Medizin werden Petersilienöl oder Apiol bei Menstruationsbeschwerden oder als Diureticum verordnet. In der Volksmedizin behielt die Petersilie immer den Ruf als Abtreibemittel. In Bremen singt man noch heute:

»Petersiljen, Soppenkruut
Wasst in unsen Garen,
Use Antje is de Bruut,
Schall nich lang meer waren (warten),
dat se na de Karken geit
un den Rock in folen sleit.«

Antje braucht nun nicht mehr Petersilie zu essen, um die Empfängnis zu verhüten, denn nach der Hochzeit erübrigt sich diese Vorsichtsmaßnahme.

Efeu *Hedera helix*

Diese immergrüne, mehrjährige Kletterpflanze wurde ursprünglich als Symbol des Lebens, der Freundschaft und der ehelichen Treue angesehen. Griechische Priester reichten dem Brautpaar bei der Vermählung eine Efeuranke als Zeichen ewiger Liebe und dauernden Glücks. Sie schmückte auch das Haupt der Trinkenden, da sie den Rausch verhinderte und »kühlend auf die Sinne« wirkte.
Da überrascht es, daß der Efeu auch so verwendet wurde: »Der Ephew Sam gestoßen und den Frawen in der Gestalt eines zäpflins in die Schame gethan ziehen die Mondzeit. Desselbigen samens ein quintlin nach der Reynigung getruncken macht die Frawen unfruchtbar. Die Blätterstiel mit Honig vermischt und den Frawen

undergegeben ziehen die Mondzeit und Frucht aus Mutter Leib.« (Dioscorides)
Nach deutschem Volksglauben durfte man Efeu nicht im Hause haben, er bringt Unglück, zerstört den ehelichen Frieden oder bedeutet sogar den Tod eines Familienmitglieds. Das begründete man damit, daß der Efeu auf Gräbern und Ruinen wächst.
In der Medizin wurden ausschließlich die Efeublätter eingesetzt, da die Beeren dieser Pflanze sehr giftig sind. Die Saponine des Efeus wirken expektorierend; neuerdings kommt der Efeu wieder zu Ehren im Einsatz gegen die Cellulitis.

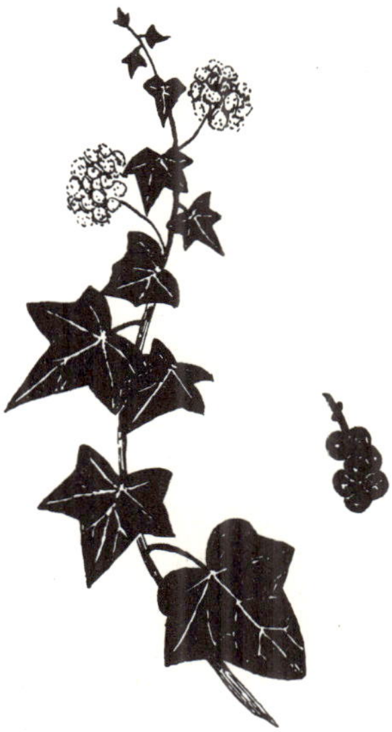

Sadebaum, Sevenbaum *Juniperus sabina*

Dieser dem Wacholder verwandte immergrüne Strauch wird bis zu 1 m hoch, er trägt nadelförmige Blätter. Die Pflanze hat einen unangenehmen Geruch. Der Sadebaum ist in den Alpen und in den Pyrenäen zu Hause, er wird bei uns kultiviert. Das sehr giftige ätherische Öl der Zweigspitzen wirkt schon in geringen Dosen auf den Menschen tödlich. Dieser Umstand konnte jedoch nicht verhindern, daß dieses Kraut als Abortivum genutzt wurde; schon um 300 v. Chr. wird davon berichtet. Diosocrides empfiehlt den Sevenbaum gegen Geschwüre und Hautflecken, verschweigt aber auch nicht: »Ziehen die Geburt herauß, zum frawen-Zäpflin gemacht und von unden beygebracht, oder den Dampf davon empfahen.«

Die Rolle der Hexen bei der Verwendung des Sadebaums beschreibt Matthiolus: »Sevenbaum treibt der Frawen Zeit mit Gewalt. Die alten Hexen und Wettermacherinnen üben damit viel Zauberei und Abenteuer, verführen damit die jungen Huren, geben ihnen Seveschößlein gepulvert oder heißens darüber trinken, dadurch viele Kinder verderbt werden.«

Daß die Anwendung des Sadebaums noch gegen Ende des 18. Jahrhunderts von Bedeutung war, beschreibt ein Göttinger Professor: »Wenn ich in Schwaben aufs Land reiste und an einem Dorfgarten vorüberkam, in welchem ich einen Sevenbaum oder -busch sah, so wußte

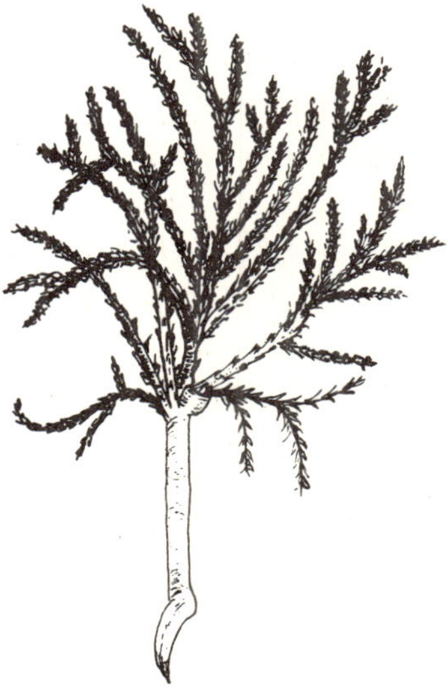

ich aus vielen Fällen, wo meine Vermutung eingetroffen war, schon, daß der Garten dem Barbier oder der Hebammen des Dorfes gehörte. In welcher guten Absicht mag wohl der Sevenbaum so sorgfältig gepflanzt werden? Betrachtet man die Bäume und Stauden, so sind sie gewöhnlich ihrer Krone beraubt und verkrüppelt, weil sie so oft gerupft, auch mitunter bestohlen werden.«[1]
Ob die Bemühungen der Bader oder Hebammen jedoch von Erfolg gekrönt waren, ist sehr fraglich; das gefährliche ätherische Öl dieses Baumes ist in seiner Dosierung so schwierig, daß mit Todesfällen gerechnet werden muß. L. Lewin hat 32 in der Literatur beschrie-

1. Zit. nach L. Lewin, Die Fruchtabtreibung durch Gifte, Berlin 1922, S. 328.

bene Fälle von Abtreibungsversuchen mit Sadebaum-Öl untersucht und festgestellt, daß 13 Frauen starben und in elf Fällen ein Abort nicht eintrat.[1]
Interessant ist noch, daß der Sadebaum bei schwindender Potenz zum Einsatz kam; der Mann mußte Zweige dieses Baumes in den Schuhen tragen, um seine Manneskraft zurückzubekommen. Der Rauch aus brennenden Sadezweigen konnte sogar Dämonen vertreiben.
Ähnliche Wirkungen traute man auch dem Lebensbaum (Thuja orientalis) zu, wenn er als Abortivum eingesetzt wurde. Auch den Wacholderbeeren (von Juniperus communis) sagte man abortive Wirkung nach, wenn man einen starken Aufguß davon trinkt.
Der Sadebaum hat seinen Ruf als gefährliches Abortivum bis heute gewahrt. Dennoch wird er in der Homöopathie und in der Veterinärmedizin bei drohendem Abort verordnet; auch bei sexueller Übererregung wird er empfohlen.

Haselwurz *Asarum europaeum*

Diese mehrjährige Pflanze mit pfefferähnlichem Geruch besitzt einen kriechenden Wurzelstock, einen kurzen Stengel, nierenförmige Blätter und unscheinbare, dunkelgelbe Blüten.

1. L. Lewin, Phantastica, a. a. O., S. 333 ff.

In der Volksheilkunde wurde die Haselwurz wegen ihres Gehaltes an ätherischem Öl als Brechmittel und auch als Niespulver eingesetzt. O. Brunnfelß warnt aber vor der abtreibenden Wirkung und »der schädlichkeit dießer wurtzeln«: »Die frawen, die mit kindern gon, sollen dießes wassers nit trincken. Dann es treibt die geburt, todt und lebendig. Welches ich gern wolt verschweigen böser schlepseck halben, welche, wenn sie so ein stücklin wisszen, vertreiben und tödten sie die kinder im muterleib und setzen darnach wieder ein kräntzlin auff. Dieweil aber soliche ding auch undertweilen von nöten, das man die todt geburt außertriebe und soliche notwendige fäll, offt sich begeben bey den frummen, kan man nit gar schweigen. Doch will ich mich hierinn massen so viel möglich und soliche schädliche ding der bößen halben nit gäntzlich anzeygen.«

Muskatnuß *Myristica fragrans*

Die Muskatnuß wird bei uns seit dem 16. Jahrhundert als feines Gewürz verwendet. Das in ihr enthaltene Myristicin ist in größeren Mengen (etwa eine Muskatnuß) für den Menschen ein tödliches Gift Das Myristicin ist dem Apiol der Petersilie nahe verwandt und soll wie dieses abtreibend wirken. In neuerer Zeit wird die Muskatnuß auch als Rauschdroge verwendet; bestimmte Umwandlungsprodukte des Myristicins wir-

ken ähnlich wie Amphetamin und rufen Halluzinationen hervor.
Die Hexen nutzten die Muskatnuß zum Liebeszauber und gaben den französischen Mädchen im 16. Jahrhundert diesen Rat: »Bohre Löcher in die Muskatnuß und trage sie dann einige Tage unter der Achselhöhle, zermahle die Nuß und reiche diese dann dem Angebeteten in einem Getränk. Er wird dich lieben müssen.«
Sybille von Neidschütz, eine Mätresse des Bruders August des Starken von Sachsen, soll ihrem Liebhaber Johann Georg dieses Liebesmittel verabreicht haben: Sie verschluckte eine Muskatnuß und schied sie wieder aus; das wiederholte sie noch zweimal. Danach zerrieb sie die Nuß zu Pulver und gab sie dem Johann Georg in Wein zu trinken. Wie berichtet wird, zeigte dieses Mittel die erwünschte Wirkung, der Prinz wurde ihr hörig.[1]

Weide-Arten *Salix-Arten*

Bei Griechen und Germanen galt die Weide, die zumeist auf sumpfigen Wiesen wuchs, als Sinnbild des Schattenreiches und des Todes. Sie war der Baum der Hexen und Gespenster. Die Hexen verwandelten sich zuweilen in einen Weidenbaum, um der Verfolgung zu

1. J. Silver, a. a. O., S. 126.

entgehen. Den Christen war der Baum verhaßt, weil sich Judas daran aufgehängt haben soll.
Andere glaubten, daß Demeter, die griechische Göttin der Fruchtbarkeit, sich häufig mit ihrer Tochter Persephone, der Göttin des Todes und der Wiedergeburt, im Weidenbaum aufhielt. Mit den Weiden zusammen wurden die lebensspendenden Kräfte des Wassers und des Mondes verehrt. Sie war als Mondbaum der großen Mutter geweiht;[1] nach der Christianisierung wurde sie dann bald zum Geister- und Hexenbaum.
In vielen Ländern sagt noch heute der Volksglaube der Weide nach, daß sie Unfruchtbarkeit und Impotenz bewirken könne. »Die Blätter der (Silber-)Weide mit kaltem Wasser getruncken wehren, daß die Weiber schwanger werden«, meinte Matthiolus, und ein Absud aus ihren Blättern soll »Lust und Neigung zur Unkeuschheit« mindern.
Der Fellerbaum (Silberweide) hilft gegen das Nestelknüpfen, wenn die Lederbänder der Mannshosen heimlich während der Trauung geknüpft wurden; harnt man nun durch die hohle Röhre des Fellerbaums, ist der Bann gebrochen, und die eheliche Pflicht kann vollzogen werden.[2]
Aus den Blättern der Weide stellt man Zäpfchen her, die man vor oder auch nach dem Beischlaf in die Scheide einführte, um den Samen zu schädigen und

1. S. Fischer, Blätter von Bäumen, Frankfurt 1984, S. 177 f.
2. Aigremont, a. a. O., S. 36.

die Empfängnis zu verhindern. Dioscorides empfiehlt einen Trank aus Weidenblättern: »Allein oder mit Wasser eingenommen verhindern sie, daß die Frauen empfangen.«
In Island hat sich der Glaube erhalten, daß Frauen, die mit Hausgeräten arbeiten, die aus aus Weidenholz hergestellt waren, keine Kinder gebären können. In den katholischen Gegenden Deutschlands waren Weidenzweige Bestandteil des Palmwedels, der gegen Gewitter und Blitzschlag zum Einsatz kam. Auch die Felder wurden »gepalmt«: an den vier Ecken des Ackers wurden Palmkätzchen aufgestellt, damit der Bilwis (Korndämon) seine verderbliche Macht nicht ausüben konnte. In England allerdings, glaubte man, daß der Weidensamen ein gutes Aphrodisiakum sei; kolportiert wurde aber auch, daß derjenige, der davon trinkt, keine Söhne, sondern nur »nutzlose, unfruchtbare Töchter« bekomme.

Weißdorn *Crataegus oxyacantha*

Dieser stark verzweigte, dornige Busch wächst bei uns häufig in Hecken und an Waldrändern. Er spielte im Zauberglauben vieler Völker eine bedeutende Rolle. Bei Griechen und Römern war er wegen seiner weißen Blüten Symbol für die Keuschheit. Bei den Kelten war er der Baum Merlins, später wurde er zum Baum der

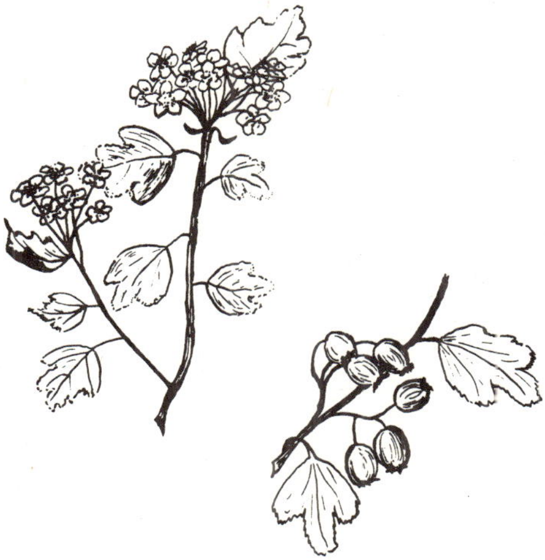

Dämonen und Hexen. Man glaubte, daß sich die Hexen auf dem Flug zum Blocksberg von Weißdornblättern ernährten. Man war auch davon überzeugt, daß Äpfel, die auf einem aufgepfropften Zweig des Weißdorns wachsen, unfruchtbar machen und Schwangere nicht gebären lassen. Matthiolus weiß noch: »Die Wurzel des Weißdorn macht eine Mißgeburt, so man eine schwangere Frau senftiglich den Bauch dreimal damit streicht oder schlägt.«

Nach diesen Zeugnissen bringt der Weißdorn, zumindest im deutschen Volksglauben, Unheil, er verhindert Empfängnis und Geburt; er ist lebensfeindlich und wird den bösen Hexen zugeordnet.

Salbei *Salvia officinalis*

Der Salbei hat einen vierkantigen, behaarten Stengel, der gestielte, gegenständige Blätter und große violette Lippenblüten trägt. Die Inhaltsstoffe dieser Heilpflanze helfen bei Entzündungen im Mund- und Rachenraum und der Magenschleimhaut. Er enthält allerdings das giftige Thujon, so daß seine Anwendung mit Vorsicht erfolgen muß. Thujon hat auch, in größeren Mengen verabreicht, abtreibende Wirkung.

Das wußte auch Dioscorides: »Treibt den Harn, beneben auch der Weiber zeit und die Frucht selbst aus Mutter Leib.« Aber auch das kann der Salbei: »Das weib, das den 4. Tag nach der Reinigung (Abgehen der Nachgeburt) ein halbes Pfund Salbeisaft mit etwas Saltz trinckt und dann coitiert, wird ohn Zweifel schwanger,

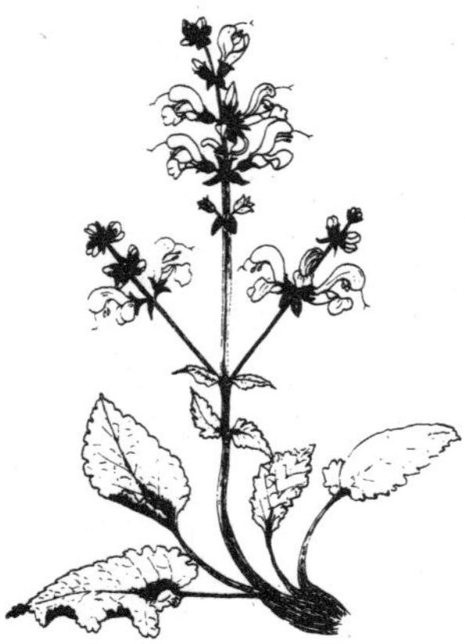

so in Ägypten bei der Pestilenz geschehen.« O. Brunnfelß traut dem Salbei noch mehr zu: »Eine Abkochung von diesem Kraut und damit ein Umschlag gemacht … vertreibt das Jucken an dem Hinteren und heimlichen Gemächt. Vertreibt den Husten. Macht schwarz das grau und rot Haar.«
Salbei leistete aber auch im Liebeszauber gute Dienste. H. Marzell zitiert dazu eine alte Handschrift aus dem Jahre 1727: »Nimb ein salbinenblatt und stich mit einer ungebrauchten nadeln drei Löcher dardurch und nimb alwegen von deinem haar eins und von irem haar eins und zleg in die drei Löcher, daß sie nit mögen herausfallen. Nimb das salbinenblatt, da die haar insteckhen, wickhele es zuesamen, und vermachs in ungebrauchtes wachs. Darnach gehe zu einem tauffstein und legs darauf und sprich: ich taufe dich im namen Gottes Vatters und des Sohnes und des Heiligen Geistes, amen! Gang dann in das Haus, da sie ist und vergrabs undter die thürschwöllen, daß sie auß- und eingehet, so muoß sie dich lieb haben.«[1]

Wie der Salbei enthalten auch **Wermut**, *Arthemisia absinthum*, und **Rainfarn**, *Chrysanthemum vulgare*, im ätherischen Öl das giftige Thujon, das stark uteruserregend und abortiv wirkt. Tabernaemontanus wettert dann auch gegen die Weiber, die Wermut sammeln »und viel

1. H. Marzell, Neues illustr. Kräuterbuch, a. a. O. S. 174.

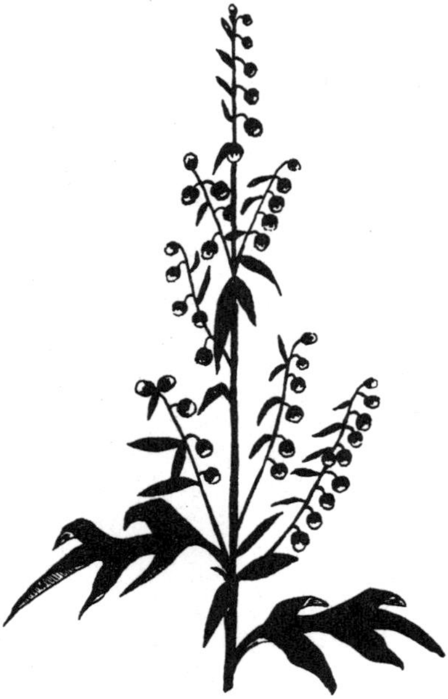

Wermut Artemistia

seltsamer abgöttischer Phantaseyen und Narrenwerke darmit treiben« – gemeint sind Abtreibung, aber auch die Bräuche, mit diesem Kraut die Hexen zu vertreiben. In Amerika war der Rainfarn lange Zeit das »Lieblingsabortivum in ländlichen Gebieten«.[1] Bei uns hielt es der Volksglaube für ein gutes Mittel gegen Hexen und Zauberer. Namentlich Kinder beräucherte man mit Rainfarn, um die bösen Geister von ihnen fernzuhalten.

1 E. Shorter, Der weibliche Körper als Schicksal, München 1984, S. 211.

Lorbeer *Laurus nobilis*

Der immergrüne Lorbeerstrauch ist zwar »gut und hülffreich wider die Gebresten der Bermutter und Blasen, so ein Frau sich setzet in die Brüh, da die Lorbeerblätter in gesotten«, sagt Dioscorides, aber ›die Rinde der Wurtzel bricht den Stein, tödt die Frucht ...«

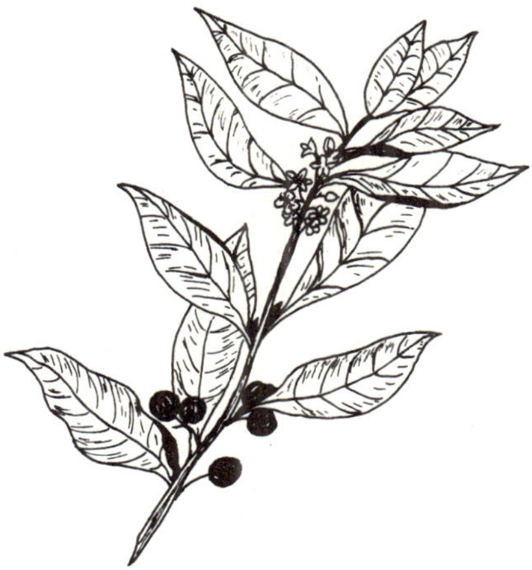

Lorbeer Laurus nolnits

Andere Gewürzpflanzen wie **Lavendel**, *Lavenclula officinalis*, **Majoran**, *Origanum majorana*, und **Thymian**, *Thymus vulgaris*, waren wegen ihres Wohlgeruches in erster Linie erotische Pflanzen, die der Göttin Aphrodite geweiht waren. Daneben standen diese drei Lippenblütler in dem Ruf, empfängnisverhütend und auch abtreibend zu wirken. Schon Galen (griechisch-römischer Arzt, 129–199 n. Chr.) erwähnt den Thymian als Abortivum, und Dioscorides meint, mit einem Absud von Thymian könne man Menstruation, Geburt und Nachgeburt fördern. Alle drei Kräuter waren zudem noch Hexenkräuter, mit ihrem starken Duft konnten sie die Hexen vertreiben und vor deren Verzauberungen schützen.

Diptam *Origanum dictamnus*

Der Diptam war eine berühmte Hellpflanze der Alten; er wird heute noch bei Lungen-, Magen- und Uteruserkrankungen und auch als Wundheilmittel eingesetzt. In Rom galt er als bewährtes Abtreibemittel. Plinius hielt die abortive Wirkung des Diptam für so stark, daß man ihn nicht einmal auf das Bett einer Schwangeren legen durfte, weil dadurch der Abort sofort eingeleitet würde. Daß sich die Hexen dieses Mittels mit Vorliebe bedienten, liegt auf der Hand.
Der kretische Diptam, Origanum vulgare, var. creticum, war der heilkräftigste und bestbezahlte. Nur unter großen Gefahren war er zu sammeln, da diese Pflanze meist an sehr exponierten Stellen in den Gebirgen Kretas wuchs. Schon der kleinste Fehltritt beim Sammeln dieses begehrten Krautes konnte den Absturz in die Tiefe bedeuten.

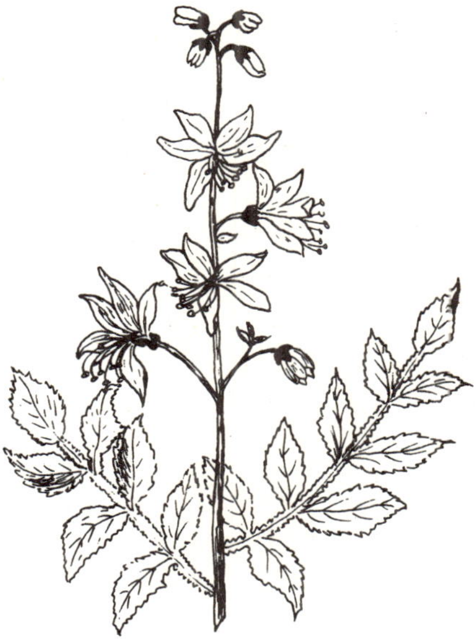

Diptam, Origanum dictamnus

Koloquinten *Citrullus colocynthis*

Die Koloquinte hat große Ähnlichkeit mit der Wassermelone. Die behaarten Stengel tragen fünfteilige Blätter und gelbe Blüten, aus denen die sog. Koloquintenäpfel hervorgehen. Die auch Windäpfel genannten Früchte der Koloquinte enthalten ein stark abführend wirkendes Harz.
Das Mark dieser Frucht »zu frauen Zäpflin gemacht, tödten sie die Frucht«, meint L. Fuchs. Diese Meinung

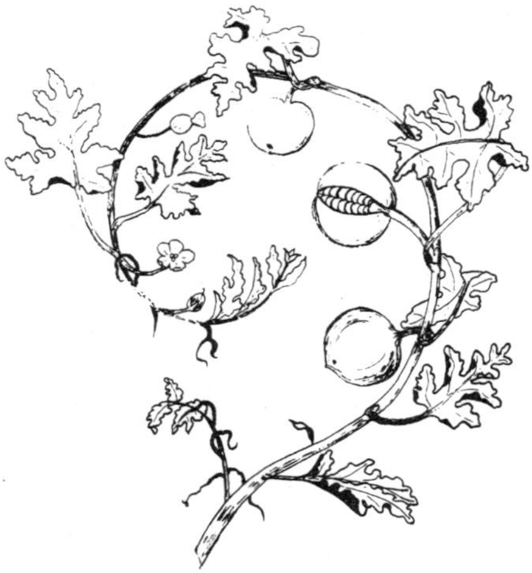

konnte sich wohl auch deshalb durchsetzen, weil die Koloquinte als Abführmittel durchschlagenden Erfolg brachte: »... ist aber dem Magen über die massen schedlich, derhalben billig von der Obrigkeyt sollen gestraft werden die landstreicher, Juden und andere küeärtzt, welche die Leut mit diser heftigen Artzeney dermassen purgieren, daß ihr viel den geyst aufgeben.« (L. Fuchs). Von der heutigen Medizin wird dieses Drastikum ebenfalls abgelehnt, auch weil es abtreibende Wirkungen hat. Zudem ist die Koloquinte als Giftdroge registriert.

Eine Abkochung der Koloquinten-Früchte diente früher als Insektenvertilgungsmittel. Unter den Tapetenkleister gemischt sollte sie Wanzen und andere unliebsame Haustierchen vertreiben.

Mutterkorn *Claviceps purpurea*

Diesen Pilz findet man heute nur noch selten in Roggenähren; er enthält giftige Lysergsäure-Alkaloide. Die Wirkung des Mutterkorn-Giftes geht aus einem Bericht über eine Massenvergiftung im Jahre 800 n. Chr. in Xanten hervor, die ihren Grund im Verzehr von mutterkornverseuchtem Getreide hatte: »... eine große Heimsuchung durch schwellende Pusteln zehrte die Menschen auf, und zwar unter ekelerregender Fäulnis, so daß ihnen, noch ehe der Tod eintritt, die Glieder abfallen.« Die uteruserregenden Eigenschaften des Mutterkorns wurden schon in der Antike zur Abtreibung

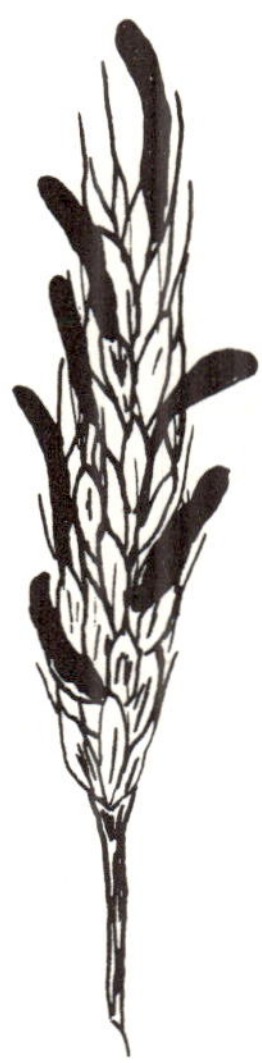

genutzt. In den folgenden Jahrhunderten mußte dieser »Kindermord-Pilz« den Engelmacherinnen als Werkzeug dienen, um unerwünschten Nachwuchs zu beseitigen. »Früher konnte man Mutterkorn rezeptfrei in jeder Apotheke kaufen. Heute verbieten Gesetze den Vertrieb dieses gefährlichen Giftes.«[1]

Krotten- oder Krötenkräuter

Ein Großteil der als Abortiva besprochenen Pflanzen wirkte auf die Gebärmutter ein. Die Hexen konnten angeblich Pflanzen auch so einsetzen, daß Mißgeburten entstanden. Diese Pflanzen wurden unter der Bezeichnung Krottenkräuter und Krötenkräuter zusammengefaßt. Die Kröte – auch die Maus und die Schlange – galt als Symbol für die kranke Gebärmutter. Daß mißgebildete (»verkrottete«) Kinder als Folge von Verwandtenehen oder durch Veränderung des Erbgutes entstehen konnten, war damals wohl noch nicht bekannt; die Schuld an solchen Mißgeburten schob man lieber den Hexen in die Schuhe. Wie bei so vielen unerklärbaren Phänomenen, mußte auch hier die Hexe herhalten, denn sie hatte ja ein großes Interesse daran, den Eheleuten auf jede nur erdenkliche Weise zu schaden.
Gegen die Verhexung durch die Kröte, die als Krotten-

1. R. Stark, a. a. O.. S. 151.

alb auf die Gebärmutter wirkte, half neben den noch zu besprechenden Pflanzen das Opfer von Krötenbildern aus Wachs oder Eisen und das Verzehren von Gebäck in Gestalt einer Kröte.

In die Gruppe der Krottenkräuter gehört das Nelkengewächs **Bruchkraut** *(Herniaria glabra)*; es heißt in Ostpreußen Krötengras. Auch andere Bezeichnungen weisen auf seine Verwendung als Krottenkraut hin.

Das **Leinkraut** *(Linaria vulgaris)* ist eine krautige Dauerpflanze und war der Freya heilig. Sein Name Krottenflachs reihte es unter die Krottenkräuter ein.

Der **Löwenzahn** *(Taraxacum officinale)*, auch Krötenkraut genannt, wurde zur Behandlung der kranken Gebärmutter herangezogen und konnte auch Mißgeburten verursachen. Der Löwenzahn war ebenfalls der Freya, der Liebesgöttin geweiht und hatte im Volksglauben erotische Kraft. »Er treibt gewaltiglich den Harn« und heißt heute noch im Bergischen Pißblume und in Frankreich pis-en-lit (piß ins Bett).

Die **Gartenminze** *(Mentha aquatica)* wird auch Krötenbalsam genannt. Dieser stark riechende Lippenblütler war zunächst als leicht erregendes Aphrodisiakum anerkannt. Später wurde es bei Frauenleiden eingesetzt und bald auch von den Hexen als Krottenkraut mißbraucht.

Die **Kamille** *(Matnicaria chamomilla)* wurde seit altersher zur Behandlung der Gebärmutter herangezogen, der Name Matricaria für Mutterkraut weist darauf hin. Bei L. Fuchs heißt die Hunds-Kamille *(Anthemis-Arten)* Krottendill: »So die muter (Gebärmutter) verschwollen und verhertet ist, soll man dies Kraut in Wasser sieden und darin sitzen.« Und »Krottendill ist nützlich denen, so schwerlich athmen und den melancholischen oder schwermütigen und traurigen.«

Was Hexen sonst noch Böses zuwege bringen

Gedacht ist hier an den Schadenszauber, die Maleficien. In diese Zauberkategorie gehören auch die in den vorigen Kapiteln besprochenen Untaten, die man den Hexen andichtete; hinzu kommen aber noch unzählige andere Möglichkeiten, mit denen die Hexen ihren Mitmenschen Schaden zufügen konnten. Verwiesen sei hier auf die Bulle »Summis desiderantes affectibus«, die sich recht ausführlich über den Schadenszauber oder die Maleficien der Hexen ausläßt. (S. 22)

Ergänzt wird diese Liste noch durch eine Aufstellung des Francisco de Osuna in seinem Buch »Flagellum Diaboli« (übersetzt von Egidius Albertinus, 1602); in heutiges Deutsch übertragen heißt es dort: »Viele Effekte und Wirkungen finde ich, die von den erwähnten Unholden verrichtet und vollzogen werden. Zunächst bemühen sie sich, die Elemente zu veranlassen, bestimmte ›mixta‹ oder vermischte Dinge zu erzeugen. Dann unterstehen sie sich, das Meer zu bewegen und den Wind, Donner, Blitz, Hagel, Schnee, Reif und dergleichen, wie es die Zauberer des Pharao getan haben. Weiters unterwinden sie sich, ihre eigenen Körper und andere leibliche Dinge von einem Ort zum anderen zu transportieren. Dann sagt man, daß sie auf Hunden,

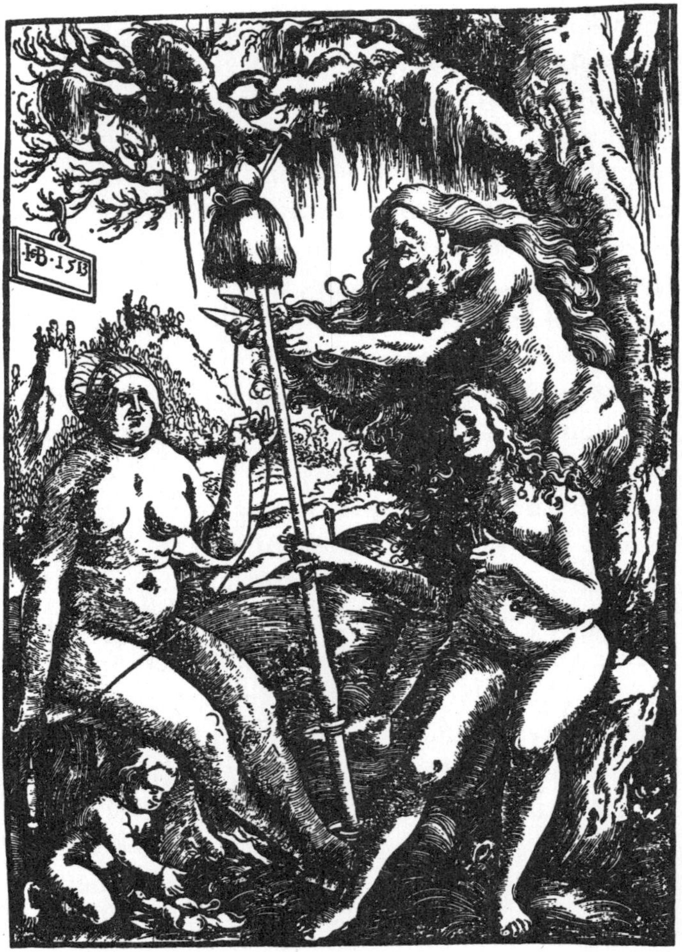

Drei Parzen, sie verkörpern die Lebensalter und schneiden den Lebensfaden ab, Hans Baldung, gen. Grien, 1513.

Ziegen, geschmierten Gabeln, Besen, Stöcken und anderen in die Keller der Reichen reiten oder fahren, um diesen den besten Wein auszusaufen. – ... Desgleichen sagt man, daß sie die Milch der Kuh zu sich nehmen, indem sie diese etwa aus einem hölzernen Bild herausmelken. Weiters, daß sie allerlei gute Speise und guten Trank von weit entfernten Orten in Eile herbringen lassen, und daß sie geliebten Personen von weiter Ferne auf einem Bock oder Wolf ihren Liebhabern zuführen. Weiters, daß allerlei sonst weithin verstreute Würmer, Kröten, Schlangen und ähnliches Ungeziefer von ihnen an bestimmten Plätzen gesammelt werden können. Dann unterstehen sich diese heillosen Leute, bei Mensch und Vieh Gesundheit und Krankheit zu beeinflussen, oder die Unfruchtbarkeit und Untüchtigkeit bei Männern zu verursachen. Viertens bemühen sich diese gottlosen Menschen, durch ihre Zauberei auch die menschlichen Gemüter nach ihrem Wunsch zu verändern. Diese Effekte bringen sie erstens durch sonderbare Bildwerke aus Wachs und anderen Materien zustande, zweitens durch Zauberzeichen und Figuren, die ihrer Aussage nach konsekriert und geheiligt sind, drittens durch Worte oder Gesänge, die man sonst ›Segen‹ nennt. Sie unterstehen sich, durch die Kraft dieser Segen Augen, Ohren, Zähne und andere Glieder des Menschen entweder zu beschädigen oder zu heilen, wie auch die Menschen festzumachen vor der Gewalt wilder Tiere und vor Beschädigung durch Hauen, Stechen, Schießen und Ertrinken. Schließlich gebrauchen sie hierzu etliche gleichsam natürliche Dinge, wie etwa Kräuter, Salben, Pulver, Steine, Haare, Wurzeln und Gift, welches sie dem Menschen anstreichen, anwerfen oder in Speise und Trank mischen, um die Menschen zur Liebe zu bewegen, krank zu machen oder wohl gar umzubringen ...«[1]

Diese Maleficien werden den Hexen nicht erst seit dem Mittelalter unterschoben. Die magischen Werke des klassischen Altertums berichten ähnliche Dinge von den sagae oder Hexen. Später, zu der Zeit, von der hier zu berichten ist, war die Fähigkeit, Schadenszauber auszuüben, geradezu Voraussetzung dafür, jemanden als Hexe anzuschuldigen und zu verurteilen. Wir fragen heute: Wie kann ein aus bestimmten Kräutern bereiteter Trank, mit geheimnisvollen Sprüchen und Zeremonien versehen, Impotenz oder Unfruchtbarkeit bewirken; wie kann man mit zauberischen Hilfsmitteln Ernten vernichten, das Vieh krank machen oder das Wetter beeinflussen? Diese magischen Handlungen konnten doch keine realen Folgen haben! Dem kann man entgegenhalten, daß es zu allen Zeiten Menschen gab und auch heute noch gibt, die sich als Hexen fühlen und denen solcher Schadenszauber Realität ist. Die Untersuchungen der Völkerkundler liefern unzählige Beweise dafür aus allen Kulturkreisen. Anzuzweifeln ist

1. Zit. nach Biedermann, a. a. O., S. 22.

lediglich, ob die Wirkungen der Behexung und Bezauberung Wirklichkeit wurden, ob der beobachtete Schaden real auf die Kräuter und die zauberischen Handlungen zurückzuführen war.

Für das ausgehende Mittelalter und die folgende Zeit treffen diese Prämissen sicherlich zu. Die Inquisitoren waren davon überzeugt, daß die Hexen mit ihren magischen Kräften Böses taten, allerdings nur mit Hilfe des Teufels, der sich vorgenommen hatte, die Macht Gottes und der Kirche zu erschüttern.

Der »Hexenhammer« macht das sehr deutlich: »So findet man nicht das kleinste Dörfchen, wo die Weiber nicht unaufhörlich gegenseitig die Kühe behexen und sie sehr oft umbringen.« Noch schlimmer: »Es wußten diese beiden (Hexen), wenn es ihnen gefiel, den dritten Teil Mist, Heu oder Getreide oder jeder beliebigen anderen Sache vom Acker des Nachbarn … nach dem eigenen zu schaffen; die lebhaftesten Hagelschläge und schädliche Lüfte samt Blitzen zu besorgen; vor den Augen der Eltern Kinder, die am Wasser spazierengingen, hineinzuwerfen, ohne daß es jemand sah; die Unfruchtbarkeit der Menschen und Vieh zu bewirken; Verborgenes anderen zu offenbaren; an Sachen und Körpern auf alle möglichen Weisen zu verletzen; mit dem Blitzstrahl immer wen sie wollen zu treffen und vieles andere. Pest bringendes zu besorgen …[1]

1. Hexenhammer, a. a. O., II, S. 27 ff.

Neben den bereits in den vorangehenden Kapiteln besprochenen Schadenskräutern, hatten die *Wetterkräuter* große Bedeutung. Die Menschen der damaligen Zeit waren mittelbar oder unmittelbar alle vom Ertrag der Äcker und Weiden abhängig, und darum galt ihre besondere Sorge dem Heranreifen der Ernten. Aber auch andere Lebensbereiche waren der Witterung und ihren Unbilden stärker ausgeliefert. Vor der Erfindung des Blitzableiters und der modernen Meteorologie war dem Aberglauben auf diesem Gebiet Tür und Tor geöffnet. Da sind zunächst die Kräuter zu nennen, die Gewitter und Blitze anziehen oder vertreiben sollen. Alle Pflanzen mit roten oder blauen Blüten hatten hier besondere Bedeutung. Die **Glockenblumen** *(Campanulaceae)* werden in Bayern Donnerblume genannt, sie ziehen Gewitter und Blitz an. Die **Skabiosen (Scabiosa)** durfte man nicht pflücken und nach Hause tragen, ihre rotbläuliche Blütenfarbe war dafür verantwortlich, daß sie Gewitter und Blitz auf das Haus zogen. Im Volke hieß diese Pflanze Gewitter- und Donnerblume, in Belgien Fleur de tonnère. Die **Wegwarte** *(Cichorium intybus)* soll vor Blitzeinschlag schützen; sie wurde auch als Liebesmittel verwendet, dann mußte sie allerdings mit einem Hirschgeweih ausgegraben werden. Auch der **Wasserdost** *(Eupatorium cannabium)* schützte als Donnerkraut vor dem Blitz. Die **Kornblume** *(Centaurea cyanus)* konnte den Blitz abwehren. Ansonsten war sie ein beliebtes Sympathiemittel gegen Blutungen.

Solche und andere Pflanzen (z. B. noch Gamanderehrenpreis *(Veronica chamaedris)*, Katzenpfötchen *(Antennaria dioica*, u. a.) konnte man im Hause des Feindes oder Freundes geschickt plazieren, um Blitz und Unwetter auf das Haus zu lenken oder abzuhalten.

H. Marzell gibt mit einer Geschichte aus den Alpen ein Beispiel für die unheimlichen Möglichkeiten der **Alpenrose**, *Rhododendron-Arten* (Donnerrose): Auf der Saubacher Alm wurde eine Sennerin des Nachts von einem fürchterlichen Hochgewitter überrascht. Mitten unter dem Donnerkrachen hörte sie plötzlich die Stimme ihres Geliebten, sie stand auf, um ihn bei diesem Unwetter einzulassen, aber weit und breit war niemand zu sehen. Dann legte sie sich wieder zur Ruhe, als sie von einem neuen Rufe hörte. Die Dirne stand wieder auf und forschte, doch umsonst. So ging es auch zum dritten Mal. Mittlerweile verzog sich das Gewitter, und die Sennerin konnte ungestört schlafen. Am folgenden Tag wurde ihr Geliebter, vom Blitz erschlagen, im Walde gefunden. Eine Donnerrose, die den tödlichen Blitz angezogen hatte, hielt er in der Hand.«[1]

Ganz besonders gefahrbringend oder auch Gefahren abwehrend in der Hand der Hexen waren die rotblühenden Pflanzen. Der **Klatschmohn** *(Papaver rhoeas)* zieht den Blitz an oder verhindert den Einschlag. Wenn man ihn am Johannistage pflückt, kann er ihn jedenfalls

1. H. Marzell, Zauberpflanzen, a. a. O., S. 37.

unschädlich machen. Auch das als Heilkraut hochgeschätzte **Tausendgüldenkraut** *(Centaurea minus)* und die giftige **Kornrade** *(Agrostemma githago)* konnten Unwetter herbeizaubern oder verjagen – je nachdem. Die Kornrade konnte aber noch mehr; will man erkennen, wer eine Hexe ist, so muß man rückwärts auf ein Roggenfeld zu gehen, in gleicher Weise die Kornrade pflücken, davon einen Kranz flechten und sich diesen unter die Mütze setzen. Wenn der **Frühlingsenzian** *(Gentiana verna)* zur Unzeit gepflückt wird, muß man mit Blitz und Donner rechnen.
Natürlich gab es auch Möglichkeiten, das Unwetter abzuwenden. Dazu war der schon erwähnte **Krautwisch** in der Lage. Noch effektiver war die **Hauswurz** *(Sempervivuin tectorum)*, über die sich O. Brunnfelß mokiert: »Ein sonderlich mirakel der natur, das es uff den dächern und aller trückensten Orten wechst, und doch so feucht ist. Dannhär des aberglaube kommen, welcher auff den heitigen tag noch bey vilen ist, das, wo solich uff einem hauß wechst, da schlag der Blyx (Blitz) und donder nicht ein. Must freylich ein stumpffer und ein doller Blyx sein, den solich klein kräutlein solt widerlegen. Es haben auch die Römischen Kayser sich vor zeiten mit dißem kraut gekrönt, auß keiner andern ursach, dann daß sey vor solichen ungefall des gewitters sicher wären.«
Auch die **Brennessel** *(Urtica Arten)*, eine »brennende« Pflanze, hatte enge Beziehungen zum Blitz. Der Zigeu-

nerforscher Wislocki berichtet darüber (1892): »Serbische Zigeunerinnen winden aus neunerlei Kräutern, darunter Brennessel nicht fehlen darf, zu Pfingsten einen Kranz und werfen ihn über das Dach ihrer Hütte. Der soll den Blitz abwehren. ... Die Brennessel im Kranz soll den Blitz den Weg zu den Phuvushen (Erdgeister) zeigen. ... Auch werden beim Bau einer neuen Hütte von den Zigeunern Brennessel, Stechapfelsamen und Tannenzweige in den Grund eingegraben, damit der Blitz abgewehrt wird.«[1]

Gegen den Blitzschlag, der von den Hexen provoziert wurde, half noch der *Donnerbesen*, eine buschige Mißbildung an Tannen, die durch einen Pilz hervorgerufen wird, der **Hagedorn** *(Weißdorn)* und das Johanniskraut. Letzteres mußte blühend am Johannistage gepflückt werden: Es wurde dann an den Häusern, meist an den Fenstergittern, aufgehängt. »Es ist das wirksamste Schutzmittel gegen Blitzstrahl und vom gemeinen Mann noch gegenwärtig durch die ganze Steiermark in Ehren gehalten. Im Havelland hieß es vom Hartenau (Hartheu, Johanniskraut):

Ist keine alte Fraue,
Die kann pflücken Hartenaue,
Daß sich das Gewitter staue?«[2]

1. H. Marzell, Zauberpflanzen, a. a. O., S. 49.
2. M. Kronfeld, Donnerwurz und Mäuseaugen, Nachruck der Ausgabe von 1898, Berlin 1981, S. 33.

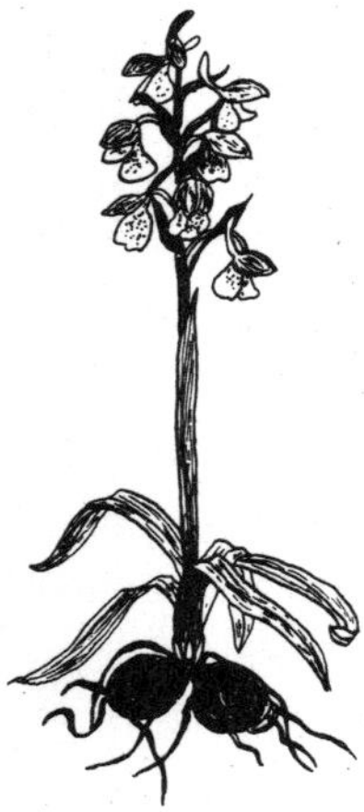

Knabenkraut, kleines
Orchis mario

Wie man Hexen erkennt …

Wenn Hexen im Volks- und Aberglauben früherer Zeiten eine solch wichtige Rolle spielten, dann mußte es auch Möglichkeiten geben, sie zu erkennen, um sich ihren Praktiken zu entziehen. Daß Hexen real existierten und großen Schaden anrichten konnten, wurde dem Volke immer wieder klargemacht. Es war die Pflicht eines jeden Christenmenschen, die Hexen zu erkennen und zu denunzieren, um sie der gerechten Strafe Gottes durch die heilige Inquisition zuzuführen. Der Großteil der zerstörerischen Energie der Hexen richtete sich offensichtlich gegen den Sexualtrieb der Menschen; aber auch wenn im Stall oder auf dem Acker nicht alles so lief, wie der Bauer es gern hätte, wenn das Wetter die Ernte bedrohte und im Hause Krankheiten und Unglück herrschten, dann mußte eine Hexe dahinterstecken. Wie kann man nun eine Hexe entlarven und ihr das Handwerk legen? Für die heilige Inquisition stellte sich die Frage in dieser Form nicht. Der genügte schon der Verdacht, das übrige besorgten Folter oder peinliche Befragung. Den kleinen Leuten standen diese Möglichkeiten nicht zur Verfügung, sie mußten sich auf die Hilfe von Gegenzaubermitteln verlassen, unter denen die Pflanzen eine besonders wichtige Rol-

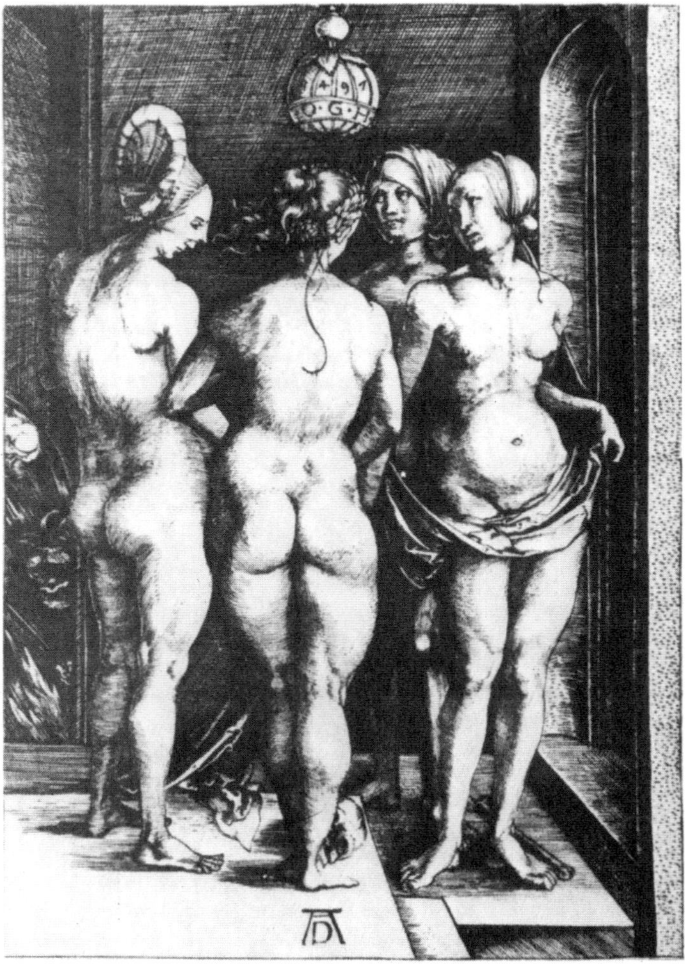

»Die vier Hexen«, Kupferstich von Albrecht Dürer, 1491

le spielten. Sie wurden seit altersher herangezogen, um Hexen und Dämonen als Unglücksbringer zu erkennen. Die wichtigsten dieser Erkennungskräuter sollen nun vorgestellt werden.

Gundermann *Glechoma hederacea*

Dieser blaublühende, bei uns sehr verbreitete Lippenblütler wird in alten Sagen und Chroniken häufig als Erkennungskraut erwähnt. Der Magister Johann Prätorius berichtet: »Wenn man Gundermann auf Walpurgisnacht (30. April) sammelt und hernach inmitten der Nacht einen Kranz daraus macht und solchen am folgenden Tage auf den Kopf setzt, so kann man alsdann die Hexen erkennen, da eine auf dem Kopf wird haben einen Schemel, die andere ein Malte oder Kelte (großes Holzgefäß).«[1]

H. Marzell erzählt diese Sage aus Sachsen: »Ein Dienstmädchen hörte, daß seine Frau eine Hexe sei, und um die Wahrheit zu erfahren, wand sie am Sonntag nach Walpurgis einen Gundermannkranz, setzte ihn auf und ging in die Kirche. Sie war die erste darin und die erste wieder draußen und sah nun, wie ihre Frau und viele andere Frauen aus dem Dorf auf Besen und Ofengabeln aus der Kirche geritten kamen. Doch sobald die Hexen

1. Zit. nach H. Marzell, Zauberpflanzen, a. a. O., S. 21.

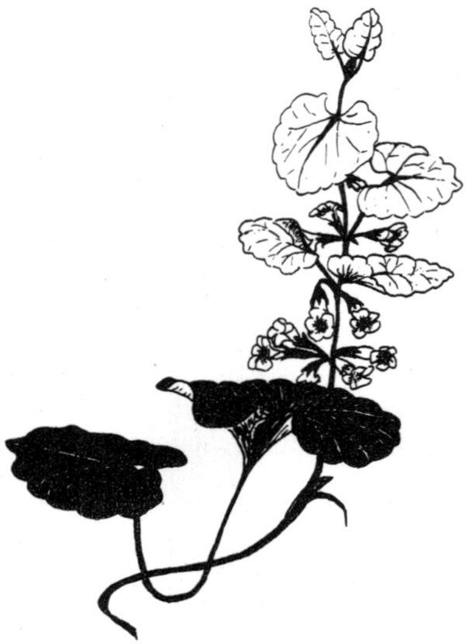

den Gundermannkranz auf dem Kopf des Mädchens sahen, fielen sie darüber her und zerschlugen es so jämmerlich, daß es am nächsten Tage starb.«[1]

Um die teuflischen Einflüsse im Viehstall auszuschalten, wurden Gundermannbüschel dort aufgehängt. Ansonsten wurde dieses Kraut in der Volksmedizin gegen Erkrankungen der Luftwege und bei Verdauungsbeschwerden empfohlen.

Albertus Magnus war davon überzeugt, daß der Gundermann auch Hexerei abwehren könne: »Wenn einer Kuh das Euter behext ist, so soll man drei Kränzlein von Gundelreben winden und einen jeden Strich dreimal

1. Zit. nach H. Nemec, a. a. O., S. 102 f.

hinten durch die Füße melken; darnach der Kuh die drei Kränzlein zu essen geben und dazu die Worte sprechen: ›Kuh, da geb ich dir die Gundelreben, – daß du mir die Milch wollest wieder geben.‹«

Johanniskraut *Hypericum perforatum*

Das schon erwähnte Johanniskraut hat im Zusammenhang mit anderen Pflanzen und bestimmten magischen Handlungen als Erkennungskraut große Bedeutung. Hier eines von vielen Beispielen:
»Ein approbiertes Mittel, zu erkennen, ob eine Hexe ist oder nicht. Erstlich schau, daß du Johanniskraut be-

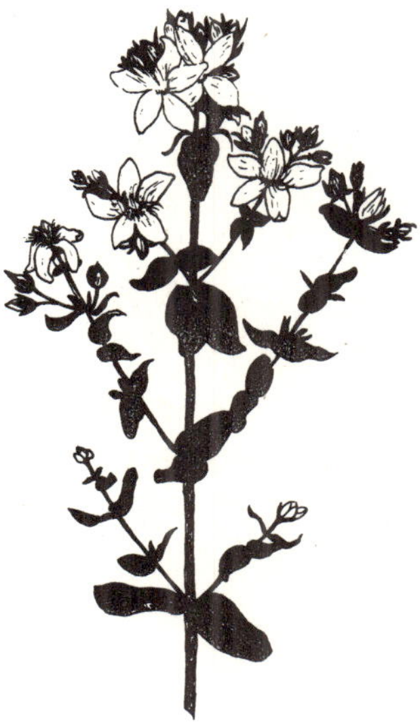

kommst und 1 Krauth Motto genannt und folgende Buchstaben auf ein Zettelchen geschrieben und darein gethan.
SATOR Kreuz Jesus Christus mild erpos AREPO
TENET Kreuz Jesus Christus Mesopos OPERA
ROTAS Kreuz Jesus Christus Gabenopos
Diese muß man in ein Lederlein einnähen, und wenn man solches sehen will (die Hexe), nur bei sich tragen; man muß es aber zu einer Stunde zu sich nehmen wo das erste Viertel (des Mondes) ist. Da wirst du sehen, wo eine Hexe ist, das sie nicht mehr in der Stube bleiben kann. Probatum.«[1]
Die oben erwähnte SATOR-Formel wird häufiger im Zusammenhang mit Erkennungs-Ritualen und beim Pflanzenzauber verwendet.

S	A	T	O	R
A	R	E	P	O
T	E	N	E	T
O	P	E	R	A
R	O	T	A	S

Die Deutung dieser Formel ist schwierig, man kann sie vorwärts und rückwärts, oder von oben und unten lesen. Die wörtliche Übersetzung ergibt: Der Sämann

1. Zit. nach H. Nemec, a. a. O., S. 102 f.

Arepo hält mit Mühen die Räder. Das macht so keinen Sinn; einige vermuten aber, daß sie im Kontext mit der Kabbala oder anderen alten Schriften zu deuten sei. Jedenfalls geistert dieser Spruch schon seit uralten Zeiten durch die Welt, man fand ihn z. B. schon auf Gräbern in Pompeji.

Der **Vierblättrige Klee**, gemeint ist wohl eine Abart des **Wiesenklees**, *Trifolium pratense*, wird heute bei uns als Glücksklee betrachtet. In einem Tiroler Gedicht von H. Vintes (1419) heißt es:

»Vil glauben, der vier plettert Klee
Mach, daß man könn Gauckeln sehen.«

Man glaubte, mit Hilfe dieses Klees Hexen und Gaukler zu erkennen und vielerlei Zauberei und Scharlatanerie entlarven zu können; auch nahm man damals – wie heute – an, daß dieser Klee Glück in der Liebe und in Geldgeschäften bringe.
Perger erzählt diese Geschichte aus Rottweil: »Da war ein Seiltänzer, der balancierte einen ungeheuren Wiesbaum auf der Nase. Eine Dirne, die gerade Klee heimtrug, hatte ein Vierblatt gefunden und bemerkte deshalb sogleich, daß der Gaukler nichts weiter als einen langen Strohhalm auf der Nase trug. Sie gab dies den Zuschauern kund. Da wird der Gaukler ärgerlich und zauberte der Dirn vor, daß sie durch einen tiefen Bach

waten müsse, und sie schürzte den Rock immer höher, so daß alle Leute lachen mußten.«[1]
An anderer Stelle meint Perger: »Wenn man am Sonntag ein vierblättriges Kleeblatt vor Sonnenaufgang in den Schuh legt, so erkennt man in der Kirche alle Hexen daran, daß sie mit dem Rücken gegen den Altar sitzen.«

Tausendgüldenkraut *Centaurea minus*

Diese Pflanze mit ihren ovalen Grundblättern und dem vierkantigen Stengel wird bis zu 30 cm hoch und trägt kleine rosa Blüten auf langen Stielen in Rispen. Die Blüten sind nur bei Sonnenschein geöffnet. Das Tausendgüldenkraut war über viele Jahrhunderte eine vielseitig verwendete Pflanze. Als Heilmittel war es hochgerühmt, und man achtete es als Mittel gegen viele Krankheiten »tausend Gulden wert«. Wenn man es antraf, durfte man es niemals ungepflückt lassen, weil es sonst Unglück brachte. Heute wird es noch bei Entzündungen und Appetitlosigkeit verordnet.
Das Tausendgüldenkraut diente auch zu allerlei Zauberei. Wenn man seine Wurzel zu einer bestimmten Zeit mit dem Pfennig ausgräbt, und unter das Altartuch legt und ohne das Wissen des Pfarrers drei Messen darüber

1. R. v. Perger, a. a. O., S. 197.

lesen läßt, hilft es gegen viele Krankheiten und Vergiftungen, löst es Verzauberungen und Verhexungen, macht es das Gewehr schußsicher. Vor allem aber macht ein Kranz aus diesem Kraut den Träger hellsichtig. Er kann Hexen bei ihrem Treiben beobachten, er kann sehen, wie sie durch die Luft fliegen oder wie sie ihre Vorbereitungen zum Schadenszauber treffen.

Immergrün *Vinca minor*

Das Immergrün wurde auffällig dadurch, daß seine Blätter im Winter ebenso saftig waren wie im Sommer. Als Erkennungskraut wird es vielfach genannt: »Man mußte im Namen des Bösen einige Immergrünzweige pflücken, goß dann Öl in eine Pfanne und ließ es heiß

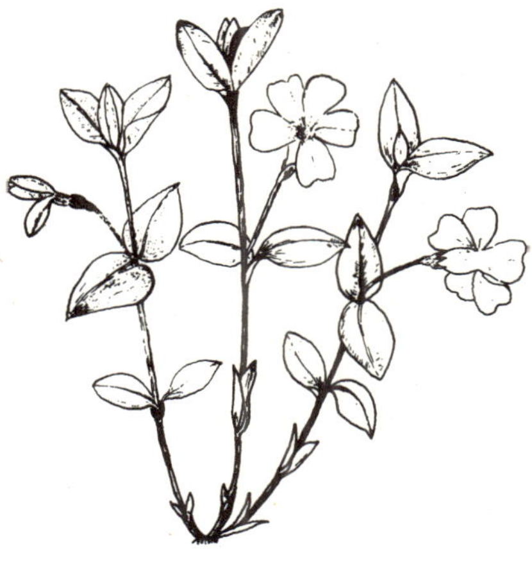

werden. Hierauf nahm man ein Immergrünblatt, nannte dazu den Namen eines Verdächtigen und warf das Blatt in das siedende Öl. Blieb dieses Blatt in der Pfanne, so nahm man ein zweites, nannte einen anderen Namen und fuhr damit fort, bis ein Blatt aus der Pfanne heraussprang; jene Person, deren Name dabei genannt wurde, galt nun als Unhold.«[1]
Diese Pflanze kann aber auch den Teufel abwehren. »Welcher diß krut bey yme draget, ober den hatt der tüfel kein gewalt. Über welcher huß dore diß krut henget, darinne mag kein zauberey kommen. Mit dissem krut beweret man, in welchen menschen böse geyst sind.« (Hortus Sanitatis)

Hundsrose *Rosa canina*

Von dieser Rose, besser unter dem Namen Heckenrose bekannt, erzählt man, daß eine Hexe enttarnt wurde, wenn sie einen Zweig von diesem Strauch abbrach. Auch die Werwölfe waren machtlos dieser Rose gegenüber, sie liefen entzaubert als Menschen davon.[2]
Die Gallen der Hundsrose helfen gegen die Verhexung der Kinder. Die Hagebutten dienten zudem in vielen Gegenden Deutschlands als probates Mittel gegen allerlei Krankheit und Unbill. Die Menschen pflückten in

1. R. v. Perger, a. a. O., S. 24.
2. M. Kronfeld, a. a. O., S. 33.

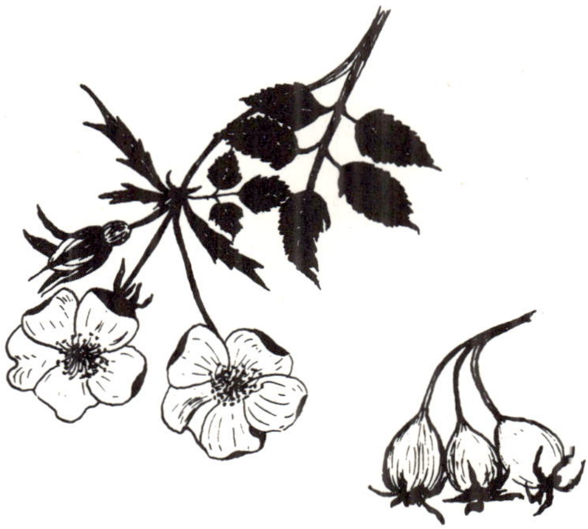

der Neujahrsnacht diese Früchte und reichten sie den Verwandten und Freunden durchs Fenster, ohne dabei zu sprechen. Die aßen dann die Hagebutten oder einige Samen und waren ein Jahr lang gegen Unfälle und Krankheiten gefeit.[1] Im Mittelalter wurde die Hagebutte gegen den »heimlichen Fluß« (Tripper) der Weiber eingesetzt. Erotische Namen bekam diese Frucht, man nannte sie Hagehödchen, und auch ein Scherzrätsel über den Dorn der Hundsrose geht in diese Richtung:

Ich ging durch ein Gäßlein,
Begegnet mir ein schwarz Pfäfflein.
Eh ich konnt sagen och!
Saß er mir schon im Loch.[2]

1. H. Marzell, Pflanzen im Volksleben, a. a. O., S. 50.
2. Aigrement, a. a. O., S. 119.

Liebstöckel *Levisticum officinale*

Diese krautige Pflanze riecht aromatisch, an Sellerie erinnernd; Kraut und Wurzel enthalten ätherisches Öl, sie werden in der Heilkunde als Gewürz verwendet. Die Wurzel des Liebstöckel muß in der Karfreitagnacht im Namen der Dreifaltigkeit ausgegraben werden. Wer sie bei sich trägt, sieht die Hexen mit Milchkannen auf dem Kopf herumlaufen.

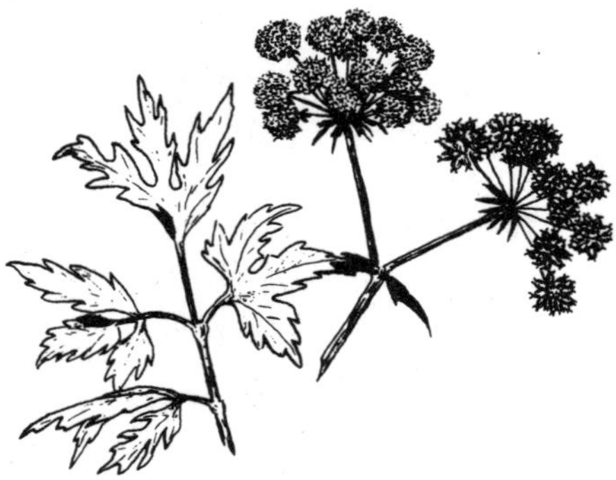

Ansonsten wurde diese Pflanze als Liebespflanze verwendet, sie war bei den alten Griechen der Göttin Aphrodite geweiht, die alten Kräuterbücher erwähnen das nicht, in ihnen ist zu lesen: »Wurtzel und Same getruncken treiben den Harn und die Monzelt der Frauen. Dasselbige thut auch die Wurtzel zum Zäpfflin gemacht und in die Schame getan.« (Dioscorides)

Traubenkirsche *Prunus padua*

Das seltene, Bäumchen mit weißen Blüten in pyramidenförmigen Trauben fällt auf wegen des betäubenden Blütenduftes. Darauf ist wohl zurückzuführen, daß man mit dieser Pflanze die Hexe nicht nur erkennen, sondern auch vertreiben kann. Sie wurde auch gegen das Verhexen der Milch eingesetzt, dazu mußte der Boden des Butterfasses aus dem Holz der Traubenkirsche gefertigt sein. Man steckte einen Zweig des Bäumchens in den Dunghaufen, so konnten beide vereint gegen die Hexe und ihre gegen Mensch und Tier geplanten Anschläge anstinken.
Um den Hexen den Zugang zum Stall zu verwehren, wurden Zapfen aus dem Holz der Traubenkirsche in die Stalltüren geschlagen. Ist es der Hexe dennoch gelungen, in den Stall einzudringen, kann sie nun nicht wieder heraus und man kann sie leicht unschädlich machen.
Hier soll noch einmal der Arzt C. Hellwig zu Wort kommen, er hat einen sicheren Tip, wie man Hexen erkennt, die die Mannbarkeit genommen haben: »Nimm deinen eigenen Harn, soviel als du in dreymal lässest, thue darzu eine hand voll des edlen kleinen *Dorant-Krauts*, seyd es in einem neuen Topf, decke ihn zu, setzt ihn zum Feuer, laß erwärmen, so bleibt er nit lange aus, der dir's angethan hat; denn ihm ein großer Schmertz, nit weniger denn der, den er dir gemacht hat, widerfahren wird.«[1]

1. C. Hellwig, a. a. O., S. 6

... und die Hexen an ihrem verderblichen Treiben hindert

Ist die Hexe einmal erkannt oder sind ihre Schadenszaubereien durchschaut, muß es auch Möglichkeiten geben, ihr als teufelsbündnerischer Person zu Leibe zu rücken und sie unschädlich zu machen. Dazu bedarf es aber besonderer Fähigkeiten, die eng mit den Zauberwirkungen der Pflanzen verknüpft sind.
Die Zahl der zum Zwecke der Hexenabwehr oder der Dämonenvertreibung herangezogenen Pflanzen ist groß, dazu wird von Landstrich zu Landstrich die Wirkung bestimmter Kräuter sehr unterschiedlich interpretiert. Dennoch kann man Auswahl und Handhabung dieser Pflanzen auf einfache Grundmuster zurückführen. Besondere Bedeutung kommt den aromatisch duftenden Pflanzen zu; hierher gehören vor allem einige Doldenblütler, wie Dill, Kümmel, Fenchel, und bestimmte Lippenblütler. Auch Pflanzen, die beim Verbrennen kräftig riechenden Rauch ergeben, wie Wacholder, werden für diese Zwecke bevorzugt. Viele dieser Kräuter haben sich in der Volksheilkunde bewährt; warum sollte man da nicht die Dämonen und Hexen, die ja den Menschen die Krankheiten anzauberten, unmittelbar mit diesen Pflanzen angehen?

Dill *Anethum graveolens*

Diese Gewürzpflanze hatte ihre Wirksamkeit als Liebe tötendes Mittel bewiesen. Viele ältere Autoren rühmen zudem die hexenabwehrenden Eigenschaften dieser Pflanze. Ob nun die Braut dieses Kraut in die Schuhe steckt, um die neidischen Elfen zu vertreiben, ob man in Garten, Feld oder Stall unangenehmen Überraschungen vorbeugen will oder ob Gebärende und Säuglinge gegen Hexen oder böse Geister zu schützen sind – der Dill war den Hexen allemal zuwider, denn er nahm ihnen ihre ganze Zauberkraft.

Neugeborene Kälber und Fohlen wurden mit einer Mischung aus Salz und zerriebenem Dill eingerieben, um der Verhexung zuvorzukommen. Nach dem Ausmisten der Ställe wurde über die Schulter Dill in die frische Streu geworfen, um den Hexen von vornherein keine Chance zu lassen.

Damit die Braut die Hosen in der Ehe anbehält, steckt sie den Dill – oft zusammen mit Senfkraut – in Taschen, Strümpfe oder Schuhe und spricht:

> »Ich habe Senf und Dill,
> mein Mann muß tun, wie ich will.«[1]

1. Bächtold-Stäubli, a. a. O., Stichwort Dill,

Raute *Ruta graveo lens*

Daß die Raute als Anaphrodisiakum einiges zuwege bringt, wurde bereits beschrieben. Sie war wegen ihres ätherischen Öls auch schon immer eine berühmte Heilpflanze, von der O. Brunnfeß sagt: »Die bildhawer, maler und schreiber und studenten sollen diß kraut in hohen eeren haben«, denn es heilt von der Pestilanz bis zum Kopfweh eine Vielzahl von Krankheiten.

Den Hexen und ihren Herren war dieses Kraut verhaßt, weil in seiner Gegenwart deren zauberische Kunststücke nicht gelingen wollten. In einem elsässischen Hexenprozeß aus dem Jahre 1594 sagte die Angeklagte aus: »Als sey vermerkt daß der Teuffel, jr buole (Buhle), nit mehr nachlassen, sondern iro großen schaden tun wellen, hat sy rauthen, geweiht mit Saltz und Wachs zu iro genommen, iren buolen damit vertrieben, das derselbige nit mehr zu ir kommen kendt.«[1]

Dost *Origanum vulgare*

Dieser rot blühende, stark aromatisch duftende Lippenblütler wird häufig als hexenabwehrendes Mittel zusammen mit Dorant (Orant) erwähnt. Dieser Dorant ist

1. Zit. nach H. Marzell, Zauberpflanzen, a. a. O., S. 32.

eine geheimnisumwitterte Pflanze, deren Identität bis heute nicht geklärt werden konnte.
Dem Dost wurde durch die Jahrhunderte die Fähigkeit zugeschrieben, böse Einflüsse vom Menschen fernzuhalten und dem Teufel ins Handwerk pfuschen zu können. Zudem sollten Auszüge aus diesem Kraut heiteren Sinn und sogar Freude an der Arbeit vermitteln.

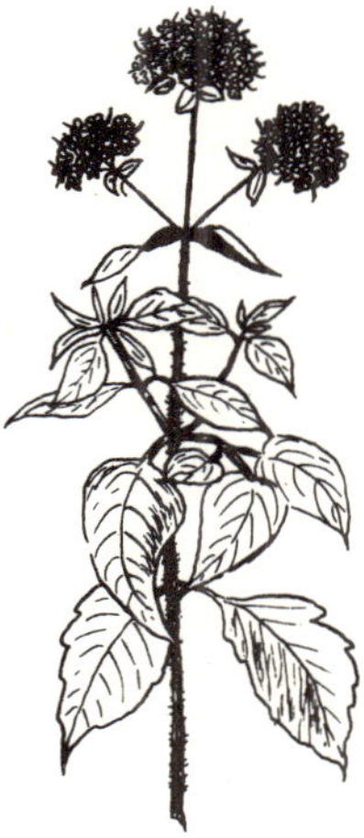

Dost und Dorant schützen vor allem Wöchnerinnen, die ja besonders anfällig gegen die Zaubereien der Hexen waren. Auch die »ammen haben diß kraut by ynnen, so die frawen in kindnöten legent. Die geburt ist ynner dester lichter« (O. Brunnfelß). Die Hexe konnte dann auch das Kind nicht verzaubern oder dem Dämon weihen.
Es existieren auffallend viele Sprüche, die der Teufel oder seine Helfershelfer ausstoßen, wenn ihnen Dost –

meist zusammen mit anderen Kräutern – unter die Nase gehalten wird:

»Dillen und Dost,
Dat hey ick nich ewußt!«

»Dosten, Hartau (Johanniskraut), weisse Heid'
Thun dem Teufel alles Leid.«

»Dosten und Johanniskraut
verführen mir meine junge Braut.«

Eine alte Hexe hatte eine junge Pate, der wollte sie ihre Kunst lehren und bestellte sie deshalb zu sich. Da aber auch »Hans« (Teufel) dabei sein sollte, so bereitete die Alte das junge Mädchen auf diesen Besuch vor. Das aber war ängstlich und teilte die Sache ihrer Mutter mit, und da die keinen Gefallen dann fand, so ließ sie das Mädchen zwar zur bestellten Stunde zu ihrer Patin gehen, räucherte es aber vorher mit allerlei Kräutern aus und steckte ihm noch Dost in die Taschen. Als nun der Teufel mit dem Pferdefuß über die Schwelle trat, schnüffelte er gewaltig, blickte erbost das Mädchen an und sprach: »Roter Dost, hätt' ich dich gewoßt, hätt' ich dich vernomme, wär ich nit daher gekomme.« Und verschwand alsbald mit einem fürchterlichen Schwefelgestank.[1]

1. Nach H. Marzell, Neues illustriertes Kräuterbuch, S. 296.

Dorant, Orant

Diese früher so berühmte Pflanze ist heute in keine botanische Systematik einzuordnen. Dioscorides beschreibt den Dorant, auch Antirrhium genannt, so: »Orant ist ein Kraut der Gauchheyl mit seine Stengeln und Blättern ehnlich, hat purpurfarbene Blumen, den gelben Violen ehnlich, welche jedoch kleiner sind, wird derhalben wildt Gauchheyl genennt. Sein Sam hat ein Gestalt wie Kälbernasen. Dises Kraut wirdt von etlichen wider die Zauberey angebunden, macht mit Lilienöl vermischt und damit angestrichen den Menschen holdselig und schön.« Dieser Dorant war allen Frauen wohlbekannt, eben weil er ein liebliches Antlitz machte. Wichtiger jedoch war seine Gegenzauberwirkung, der die Kinder schützte, vor dem Nestelknüpfen bewahrte und die Gespenster und den Alb verscheuchte.

Knoblauch *Allium sativum*

Diese Zwiebel war den Hexen wohl wegen ihres unangenehmen Geruchs zuwider. Der Bräutigam verscheuchte damit die neidischen, bösen Geister und hinderte sie am Nestelknüpfen. Schon die Römer sollen den Knoblauch gegen Dämonen und Lemuren eingesetzt haben; später bestrich man sich Brust, Achselhöhlen und Fußsohlen mit dem Saft dieser Pflanze, um den

Hexen widerstehen zu können. Es war sicherlich nicht nur der üble Geruch, der die Verhexung verhinderte; da eine angeschnittene Knoblauchzehe mit der Zeit schwarz wird, glaubte man daraus schließen zu können, daß sie das Böse aufsaugt.
Bei den Griechen stand der Knoblauch neben dem sagenhaften Kraut Moly als berühmtes Mittel gegen Zauberei in hohem Ansehen. Kindern gab man ein Amulett aus Knoblauch, und Seeleute trugen es in einem Säckchen ständig bei sich. Manche Gelehrte halten das Kraut Moly, mit dem sich Odysseus vor den Zauberkünsten der Kirke schützte, für eine dem Knoblauch verwandte Lauchart (Allium magicum).

Baldrian *Valeriana officinalis*

Der Baldrian riecht unangenehm, nach Katzendreck; deshalb hat auch er ähnliche hexenabwehrende Eigenschaften wie der Knoblauch und auch wie der **Teufelsdreck** *(Ferula assa-foetida)*, mit dem man die vom Teufel Besessenen ausräucherte.

»Baldrian, Dost und Dill,
kann die Hex' nicht, wie sie will.«

In Mecklenburg erzählte man von einem Jungen, der in den Wald ging, um Nüsse zu sammeln. Dort traf er auf den Teufel, der konnte ihm aber nichts anhaben, da dem Jungen auf dem Weg durch den Wald Baldrian in die Schuhe geraten war. Als der Teufel das merkte, rief er:

> Harrst du nich den Bullerjan (Baldrian),
> Ich wull mit di Noet plücken gan,
> Dat di dei Ogen sulln in'n Nacken stahn!

Eisenkraut *Verbena officinalis*

Das Eisenkraut wurde schon bei den Aphrodisiaka erwähnt. Diese früher über alles verehrte Pflanze wird heute kaum noch beachtet. Einst war sie ausersehen, den Altar Jupiters zu reinigen oder die Häuser mit dem Blut der Opfertiere zu besprengen und die Menschen vor allerlei Unbill zu bewahren. »Keine Pflanze erfreut sich in Rom einer größeren Beliebtheit, als dieses ›heilige Kraut‹«, schrieb Plinius.

Heilkunst und Magie erwarteten Wunder vom Eisenkraut. So sollte der, der sich mit ihm bestrich, alle seine Wünsche erfüllt sehen. Wollte man gescheite, lernbegierige Kinder, so gab man ihnen diese Pflanze zu essen; wer sie bei sich trug, der wurde wohlhabend und jedermann angenehm. Steckte man die Pflanze in den Ackerboden, so waren reiche Ernten zu erwarten. Sie schützte zudem vor »allerley Gifft und der Schlangen

Biß«. Die alten Deutschen übernahmen von den Römern die Hochachtung vor dieser Pflanze.
Dioscorides unterstreicht die Zauberwirkungen dieser Pflanze: »Dieses Kraut wird Herba sacra, das ist das Heilige, darumb genennt, dieweil es eine gute Artzeney ist wider die Zauberei, angehangt und gebundn.«
Seinen Namen hat das Eisenkraut daher, daß mit seinem Saft das Eisen gehärtet wurde. Obwohl es als hexenabwehrendes Mittel oft verwendet wurde, konnten die Hexen darauf bei der Zubereitung der Hexensalben und auch beim Gewittermachen nicht verzichten.

Birke *Betula-Arten*

Nach altem Volksglauben ritten die Hexen auf Birkenbesen zum Sabbat. Die heutige Verwendung der Birke als Maibaum geht wohl auf das Frühlingsfest der Germanen zurück, bei denen die Birke viel galt. Das noch heute übliche Ausschmücken der Straßen für die Fronleichnamsprozession hat ihren Grund auch in den besonderen heilenden und unheilvertreibenden Kräften dieses Baumes.
Die Birke wurde als der Baum der Weisheit verehrt, sie lieferte die Ruten, mit denen die Lehrer den Kindern die Lust am Lernen eintrieben. Darauf ist auch der Brauch zurückzuführen, verzauberte Kinder, die in ihrer körperlichen Entwicklung zurückgeblieben waren,

mit Birkenreisern zu schlagen, um den angehexten Zwerg herauszuprügeln und die Lebenskraft der Birke auf das Kind zu übertragen.
Im Ermland hielt sich lange der Brauch, die Mädchen mit der Osterrute zu schlagen und dabei zu sprechen:

»Mit diesen Birken
Jag ich die Flöh' heraus,
Nicht für heut, Nicht für morgen,
Sondern für das ganze Jahr.«

Die Flöhe und auch anderes Ungeziefer galten im Volksglauben für angehext. In anderen Gegenden Deutschlands wird Birkenreisig verbrannt oder Haus und Stall mit Birkenreisig ausgelegt, um den bösen Einfluß der Hexen zu bannen.[1]

Beifuß *Artemisia vulgaris*

Diese mehrjährige, buschähnliche Pflanze ist mit dem Wermut verwandt; sie wird bis zu 1,50 m hoch und hat fiederförmige Blätter und unscheinbare Blüten. Sie ist bei uns auf Schuttplätzen, an Hecken und Wegrändern weitverbreitet.
Schon im Altertum wurde der Beifuß bei Verdauungs-

1. H. Marzell, Pflanzen im Volksleben, a. a. O., S. 46.

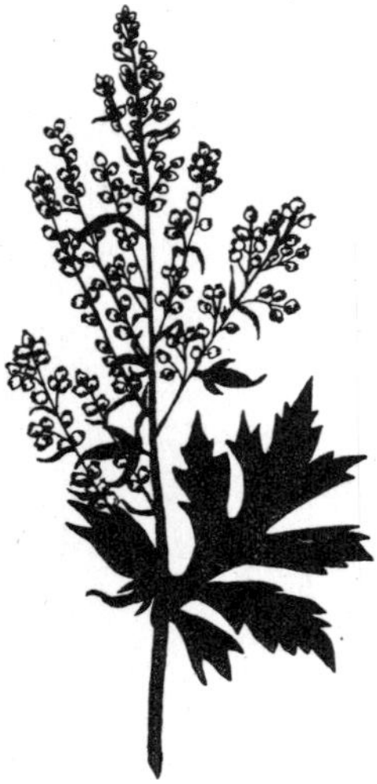

beschwerden empfohlen. Er war seit jeher auch ein berühmtes Zaubermittel und gehörte zu den Johanniskräutern. Der Beifuß machte das Nestelknüpfen unwirksam und konnte auch sonst gegen die bösen Geister und Unholde einiges ausrichten. Gerade die Kinder wurden mit Hilfe dieses Krautes vor Behexung bewahrt. Verzauberte Milch, die sich nicht verbuttern ließ, oder beschriene Eier, die vergeblich bebrütet wurden, konnten durch einen Schlag mit dem Beifußstengel entzaubert werden. Kurzum, dieses Kraut nimmt dem Teufel und seinem Gefolge jegliche Zauberkraft. In vielen Gegenden Deutschlands wurde der Beifuß am Johannistage gepflückt und als Johannisgürtel um den Leib getragen; alle bösen Elnflüsse konnten so abgewehrt werden.

O. Brunnfelß wetterte gegen diese Unsitte: »Ist aber darumb also in den Brauch kommen, das an vielen orten Teuschlands meniglich sich befleißigt, solich kraut zu bekommen, sich damit krönen und gürten und zuletzt in das Johannisfeuer werfen. Solichs soll ein sonderlich expication sein und geheymnuß. Also haben die Alten Heyden auch gegaukelt, so haben wir wie die affen nachgeahmt, und ist auf den heutigen tag solicher und dergleichen superstition (Aberglaube) weder massz noch ende.«
O. Brunnfelß sagt aber auch vom Beifuß: »Der Buck ist ein fürstlich kraut, hochgelobt und in Ehren gehalten von den Weibern als Mutter aller Kräuter. Ein sonderlich frauenkraut ist der Buck, den Frauen ihre Zeit zu bringen, die Geburt zu treiben und auch das Bürdlin (Nachgeburt). Den Bart damit gewaschen macht ihn wachsen.«

Johanniskraut *Hypericum perforatum*
Teufelsflucht, Teufelsfuchtel, Jageteufel

Das schon so oft als Zauberkraut genannte Johanniskraut ist eine buschige, mehrjährige Pflanze, die bis zu 50 cm hoch wird. Der scheinbar zweikantige Stengel trägt gegenständige, ovale Blätter, die durchsichtig punktiert sind. Die fünfzähligen gelben Blüten stehen in Doldenrispen und besitzen Drüsen mit einem roten Farbstoff.

Schon immer war das Johanniskraut eine geschätzte Heilpflanze. Bis heute wird sie gegen »melancholische Gedanken«, gegen leichte Formen der Depressionen in der Heilkunde eingesetzt. In den Volkssagen wird dieses Kraut häufig erwähnt, als Zauberkraut erlangte es geradezu Berühmtheit. Der Saft dieses Krautes wurde den Hexen eingegeben, damit sie bei der peinlichen Befragung die Wahrheit sagten; steckte man Johanniskraut ins Fenster, schlug der Blitz nicht ein. Man bekränzte sich damit, wenn am Sonnenwendstag getanzt wurde. Danach warf man das Kraut ins Feuer, über den Bach oder über das Haus und hatte dann ein Jahr lang Aussicht auf Glück und Gesundheit. Die Namen Teufelsbanner, Jageteufel und Fuga daemonum deuten auf wichtige Funktionen des Johanniskrautes hin, den Teufel und seine Anhänger zu verjagen.

Wer dieses Kraut bei sich trug, war auch gegen Kugel, Hieb- und Stichwaffen gefeit; er konnte sogar Freundschaft und Liebe derjenigen erringen, denen er gefallen wollte. O. Brunnfelß faßt die dämonenabwehrenden Wirkungen dieses Krautes so zusammen: »Von etlichen auch füge daemonu genennt, darumb als man meynet, so solichs kraut behalten würt, da komm der teuffel nicht hyn, möge auch kein Gespenst bleiben, und darumb bereüchert man in etlichen landen die kindtbetterin damit, lassens aber vor segnen uff unserer Frawen uffanstag (Maria Himmelfahrt), und haben also ihre kurtzweil damit.«

Eine alte Schrift traut diesem Kraut noch mehr zu: »… sie widersteht mit solcher Macht den Symptomatibus, so aus Zaubereien verursacht, daß, kein anderes Gewächs noch andere Art von Medikament, sie seien auch köstlich im Ansehen, als sie immer wollten, gefunden worden, dieses Kraut in solchem Fall übertreffen können.«[1]

Mistel *Viscum album*

Die Mistel war vor allem im germanischen Kulturkreis eine berühmte magische Pflanze. Den Druiden war dieser Halbschmarotzer heilig; wurde eine Mistel ge-

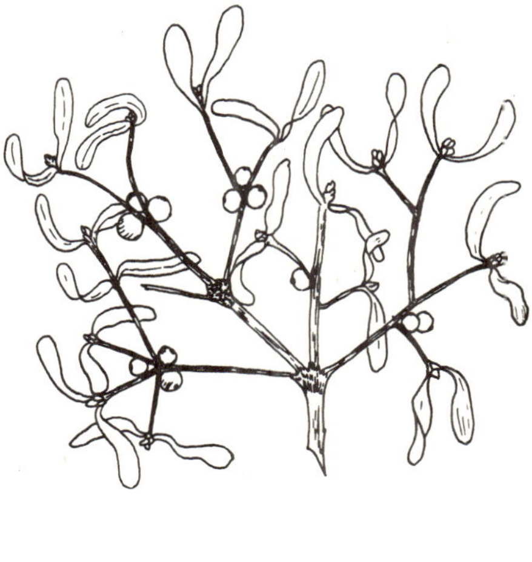

1. Zit. nach F. X. Unger, a. a. O., S. 19.

funden, so zog man mit großem Pomp dorthin. Der Priester durfte sie nur am sechsten Tage nach dem Neumond mit einer goldenen Sichel schneiden. Nach einer feierlichen Weihezeremonie wurde sie dann an die Anwesenden ausgeteilt. Sie konnte viele Krankheiten heilen, darum wurde sie auch die »allheilende« genannt. Noch heute wird die Mistel als blutdrucksenkendes Mittel verwendet.

Im Volksglauben war die Mistel lange Zeit ein bewährtes Mittel der Hexen- und Dämonenabwehr. Sie schützte Mensch und Tier vor den Nachstellungen der Hexen und bösen Geister; auch der Alb fürchtete sich vor dieser heiligen Pflanze. Dem Arzt H. Bock gefiel das gar nicht: »Solche fantasei und aberglauben sein vil bei uns eingerissen. Denn vil meinen noch, es haben die Eicheln Misteln etwa krafft und gewalt für böse Gespenster, henckens auch zum Teil den jungen Kindern an die hälss, der Meinung, es soll denselben kindern kein zauberei oder gespenst schaden.«

Noch heute ist in manchen Gegenden Englands und Frankreichs die Mistel als Zaubermittel anerkannt. Dort tragen viele Menschen Amulette, in denen Mistelholz, in Kreuzform gesteckt, eingearbeitet ist; es soll vor Hexen und Zauberern schützen.

Arnika *Arnica montana*

Diese schöne Wiesenblume der Alpenregion und der Heide war seit je eine der wichtigsten Heilpflanzen in der Wundbehandlung. Ihre Blätter stehen in einer Grundrosette, die Blüten sind orangefarben.
Da die Arnika zur Zeit der Sommersonnenwende blüht, gehört sie wie das Johanniskraut und der Beifuß zu den Johanniskräutern, es hat auch ähnliche magische Wirkungen. Sie schützt vor Blitzschlag und vor dem bösen Treiben der Hexe:

> »Steck Arnika an, steck Arnika an,
> Daß sich das Wetter scheiden kann!«

hieß es in Süddeutschland, und man steckte diese Pflanze unters Dach. Man steckte Arnika entlang dem Feldrain in den Acker, um den Bilwis zu vertreiben. Der Bilwis oder Bilmesschneider war ein heimtückischer, böser Bursche. Er schleicht sich auf den Acker, wenn das Korn reift, schnallt den rechten Schuh ab und bindet sich an die große Zehe eine Sichel. Er läuft nun kreuz und quer über den Acker und mäht lange Gassen ins Getreide. Bis zum Morgen sind alle Halme verschwunden.[1] Hat man aber Arnika in den Acker gesteckt, traut sich der Bilwis nicht auf dieses Feld.

1. H. Marzell, Zauberpflanzen, a. a. O., S. 116.

Farnkraut verschiedene *Adiantum-* und *Dryptera-*Arten

Viele Farnarten sind wichtige Zauberkräuter, die vielseitige Verwendung fanden. Der Umstand, daß diese Pflanzen keine Blüten tragen und dennoch »Samen« hervorbringen, zog schon früh die besondere Aufmerksamkeit der Menschen auf sich; sie mußte besondere magische Kräfte haben. »Und da es mit der ganz unschuldigen Wirkung dieses braunen Pulvers (der Farnsporen) ebenfalls nicht recht gehen sollte, so mußte dessen Wirksamkeit von gewissen Zeremonien bei der Einsammlung abhängig gemacht werden. Auf solche Weise hat sich diese Pflanze nolens volens einen ganz

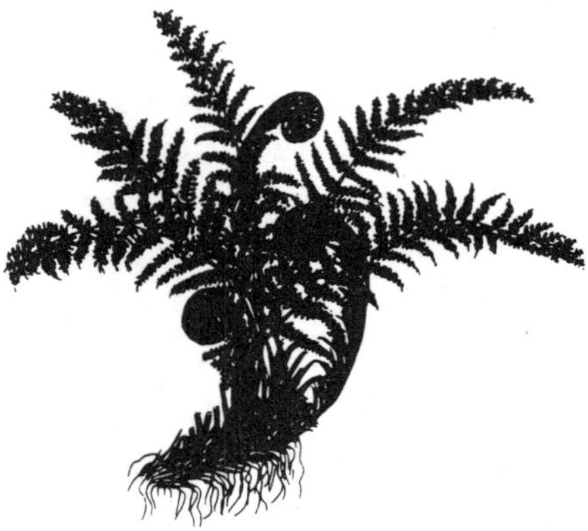

Wurmfarn
Dryopterisjilis-mas

besonderen Kultus in der Magie erworben und denselben weithin verbreitet. Wird der Strunk an seiner breiteren Spitze im Frühjahr, wo der Wedel treibt, dazu benutzt, um daraus eine Menschenhand zuzuschneiden, so bildet dies das ehemals berühmte Glücks- oder Johannishändchen, welches in allen Unternehmungen Glück und Segen bringt …«[1]

Nach der Sage blüht der Farn in der Johannisnacht oder in der Weihnachtszeit nur kurze Zeit, unmittelbar danach wird der »Same« (die Sporen) reif; ihn zu finden und zu sammeln, war ein abenteuerliches Unterfangen: Wer Farnsamen haben will, müsse auf dem Kreuzweg die Mitternacht erwarten, sich nicht rühren (ansonsten ihn der Teufel zerreißt) und dann komme der finstere Jäger und gebe ihm eine Düte voll.[2]

Wer solchen Samen besitzt, verfügt über ungeahnte zauberische Möglichkeiten, er hat Glück in allen Lebenslagen, er findet den »Erdspiegel«, in dem man alles sieht, was in und über der Erde vorgeht; findet Hilfe gegen Hexerei und Zauberei; bekommt die Gunst der Frauen und kann sich unsichtbar machen. In vielen deutschen Sagen fungiert das Farnkraut als Tarnkappe. Hier ein Beispiel: Ein Bauer sucht den Wald nach einer entlaufenen Kuh ab. Dabei geraten Farnsporen in seine Schuhe. Als er dann zuhause berichtet, daß er die Kuh nicht gefunden habe, herrscht große Verwirrung, weil

1. F. X. Unger, a. a. O., S. 7.
2. M. Kronfeld, a. a. O., S. 15.

man die Stimme des Bauern zwar vernahm, ihn aber nicht sehen konnte. Als der vom Herumlaufen Ermüdete schließlich seine Schuhe auszog, klärte sich das Geheimnis, aus den Schuhen fielen die Wundersporen heraus, und der Bauer wurde wieder sichtbar.
Hildegard von Bingen meinte, daß der Teufel einen besonderen Widerwillen gegen das Farnkraut habe, so daß er alle Orte meide, an denen Farnkraut vorkomme, und in seiner Nähe gelingen ihm auch kein Übeltaten.
Ein Kenner der damaligen Heil- und Zauberkräuter, O. Brunnfelß, stellt zum Farn fest: »Ich weyssz wol, das vil ein aug auff dißes geschlagen und verhoffen, ich werde etwas darvon sagen werden. Kein kraut ist, da meer hexenwerck und teuffelsgespenst mit getrieben würt. Ich mussz mit gewalt mich lassen bereden, wie dißes kraut ein somen trage, welchen es uff S. Johannistag würfft, so doch Dioscoride, Plinius und aller die darvon geschrieben, keins somen gedencken. Und dißes some würt auch nicht yedermann zu theyl, sonder müssz man zuvor das kraut beschwören und den teuffel darüber anruffen, und alsdann so schwitzet sie ein gummitröpflin, welche gleich uff der stund hart werden und zu einem schwartzen somen, welcher mir auch von etlichen ist gezeygt worden. Mag wor sein, mag auch wohl ein teuffelsgespenst sein …
Was nun der waltfar (Waldfarn) für krafft habe und nämlich der somen davon, ist ein geheymnuß der beschwörer, sye sagens auch nymants. dann ist es ein köst-

lich und überköstlich ding umb den somen, das man wunder darmit würke. Ich hab aber noch keinen gesehen, der reich darmit sey worden, oder ein einzig wunder darmit gewürckt habe.«

Pfingstrose *Paeonia officinalis*

Dieses prächtig blühende Hahnenfußgewächs ist als Gartenpflanze allgemein bekannt. In der Heilkunde wurde die Paeonie früher bei Menstruationsbeschwerden, Hysterie und Durchfall eingesetzt.
Den Hexen und Dämonen sind vor allem die Samen dieser Pflanze zuwider. O. Brunnfelß empfiehlt sie zunächst gegen Albträume, die von bösen Geistern (Nachtkobolden) verursacht werden: »Die schwartzen Körner (der Paeonie) seind gut für den Incubum, das ist für das drucken im schloff, da einer meynet, es lieg etwas schwers uff ym, wöll yn zu todt drucken.« Nach dem »Gart der Gesundheit« können diese Körner aber noch mehr leisten: ›Welche kint diss körner bey ym dreyt, dem mag der böse geist keyn Ungewitter zufügen.« Noch bis in viel spätere Zeit hat sich die Sitte erhalten, Kindern Paeoniensamen in die Wiege zu legen oder Ketten aus diesem Samen um den Hals zu hängen, um sie vor nächtlichen Schrecken zu bewahren. Diese Samen sollten auch die Beschwerden der Kinder beim Zahnen lindern. Im Fränkischen hieß der Paeoniensa-

me »Schreckkorn«, da man glaubte, er verhindert das schreckhafte Auffahren der Kinder im Schlaf.

Berufs- und Beschreikräuter

An dieser Stelle soll noch auf eine besondere Kategorie der Gegenzaubermittei, die Berufs- und Beschreikräuter, eingegangen werden. Diese dienten vor allem der Beschützung kleinerer Kinder, die dem Treiben der Hexen in verstärktem Maß ausgesetzt waren. Die meisten Eltern beunruhigte es sehr, wenn ihre Kinder des Nachts schrien und sich schlaflos im Bett wälzten. Die Kinder galten als »berufen« oder »beschrien«, ein Zustand, den man sich nur so erklären konnte, daß die Hexen die Hand im Spiele hatten. Dieser Zauber konnte neben den bereits erwähnten Möglichkeiten mit einem Bad gebrochen werden, dem man Auszüge aus Berufs- und Beschreikräutern wie **Kohldistel** *(Cirsium oleraceum)*, **Frauenflachs** *(Linaria vulgaris)*, **Rainfarn** *(Chrysanthemum vulgare)*, **Echtes Berufskraut** *(Erigeron acer)*, **Sumpfgarbe** *(Achillea ptarmica)*, **Ziest** *(Stachys rectus)* u. a. zusetzte. Wenn echtes Berufskraut, auch blaue Dürrwurz genannt, im Hause ist, kann es gegen Hexen verwendet werden. Die Mutter wäscht das Kind mit dem Absud aus der Dürrwurz; wird die Brühe nach dem Waschen gallertartig, ist das Kind behext, bleibt sie klar, so wurde dem Kind auf andere Weise etwas angetan.

Dürrwurz im Stall aufgehängt, schützt die Tiere vor Verzauberung. Ist das Kind verschrien, kocht man diese Pflanze ab, sagt dreimal den Namen Gottes, wäscht das Kind damit, und die Hexe hat ihre Macht verloren. Ähnlich verfuhr man mit den anderen Berufskräutern, um die Hexen loszuwerden.

Buchsbaum *Buxus sempervivurn*

Der Buchsbaum konnte ebenfalls den Teufel und seine Hörigen vertreiben. Der Gart der Gesundheit schreibt dazu: »Buschbaum treybet aus den Duffel (Teufel), das er nit statt haben mag in dem hof, und darumb laßt man es gemeyniglich wyheh (weihen) uff den palmdag (Sonntag vor Ostern).« Interessant ist hier, daß sich die Kirche zwar des Aberglaubens bedient, der Buchsbaum bekommt aber erst seine Kraft, wenn er in der Kirche geweiht wird.

Thymian, Quendel *Thymus vulgaris*

Der Thymian wurde bereits unter den Abtreibemitteln erwähnt. Er konnte auch dem Teufel und seinen Dienern großen Kummer bereiten. Von den Mädchen im Salzburgischen wird berichtet, daß sie Thymiankränze flochten, damit nicht der Teufel in Gestalt eines schönen Jünglings zu ihnen komme und sie verführe. Legt man ein Thymiansträußchen in die Milch, so wird sie vor dem Verhexen bewahrt. Ansonsten hat sich der Thymian bis heute als gutes Hustenmittel bewährt.

Wacholder *Juniperus communis*

Dieser immergrüne, über 2 m hohe Strauch mit den nadelförmigen Blättern und den blaubereiften schwarzen Beeren ist bei uns in Heidegebieten und auf sandigen Böden verbreitet.
Bei den Alten galt vor allem die Wacholderbeere als Wunderdroge gegen vielerlei Krankheiten und Gebrechen. Bis heute hat sich der Wacholder als harntreibendes Mittel bei rheumatischen Beschwerden bewährt.
Daneben hat diese Pflanze noch magische Kräfte. Der müde Wanderer ruhte sich unter einem Wacholderbusch aus, und schon nach kurzer Rast konnte er seinen Weg erholt, ja geradezu verjüngt, fortsetzen. Der aus den Beeren gebraute Trank verlieh die Gabe, in die Zukunft zu sehen. Der Rauch vom Wacholderkraut oder -holz vertrieb nicht nur Ungeziefer und Schlangen, sondern auch alle Hexen und bösen Geister. Sogar bei der Pest und anderen ansteckenden Krankheiten tat dieser Rauch gute Dienste; wohl nicht ganz zu Unrecht wurde dieser Brauch geübt, denn einige Inhaltsstoffe dieses Strauches (ätherisches Öl) wirken antiseptisch. Das wußte man damals jedoch noch nicht. Seuchen ka-

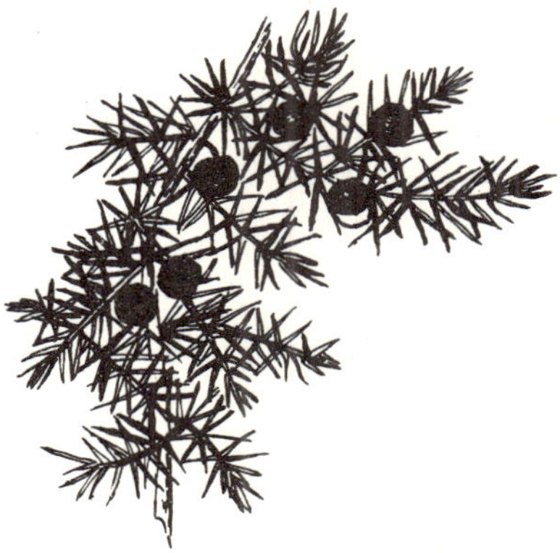

men und gingen ohne erkennbare Ursache, sie galten als das Werk der Hexen oder Dämonen, und die konnte man mit dem Rauch des Wacholders vertreiben. Der Wacholder konnte also den Teufel und seine Hexen bannen. Um die Milch vor Verhexen zu schützen, sollte man sie mit einem Wacholderstock rühren. In das Weinfaß legte man einige Wacholderspäne, um den Wein vor dem Schlechtwerden infolge Verzauberung zu bewahren. Auch bei der Verfolgung und Ergreifung von Dieben konnte diese Pflanze helfen: »Gehe vor Sonnenaufgang zu einem Wacholderbusch, beuge einen Zweig mit der Linken nach Osten bis auf die Erde hinunter und lege einen Stein darauf. Spreche: Wacholderstrauch, ich tue dich bücken und drücken, bis der Dieb sein gestohlenes Gut wiedergebracht hat.« Der Dieb erscheint dann mit seiner Beute.[1]

1. Zit. nach F. Fischer, a. a. O., S. 167.

Teufelsabbiß *Succisa pratensis*

Der Teufelsabbiß ist ein Kardengewächs, er kommt häufig in Wäldern und sumpfigen Wiesen vor. Er hat blaue Blütenköpfe mit einem rauhhaarigen Außenkelch, seine Wurzel sieht wie abgebissen aus. Dazu meint O. Brunnfelß: »Und haben auch die alten weiber hier ihre fantasien, sprechen, er sei so ein kostliche wurtzel, das der böse feind soliche kostliche artzeney dem menschen vergunnet, und so bald sie gewachßt, beiße er sie ab. Daher sie soll haben iren namen Teufels-Abbisß, und in latein Morsus diaboli.«
Die Kräfte der Pflanze wendeten sich nun gegen den Teufel; wer eine solche Pflanze besitzt, dem kann weder der Teufel noch die Hexe etwas anhaben.

Allermannsharnisch *Allium victorialis*

Der Name wird von H. Braunschweig so gedeutet: Die Wurzel dieser Pflanze wurde von den Kriegsleuten am Hals getragen, »weil sie nicht wund werden und ihren Feind überwinden, darumb wird es Siegwurtz oder Aller Manns Harnescht genannt, weil ihre wurtzel überzogen ist wie Harlem in Gestalt eines Panzers.«[1]
Noch im ersten Weltkrleg trug man diese Wurzel um

1. R. v. Perger, a. a. O., 5. 83.

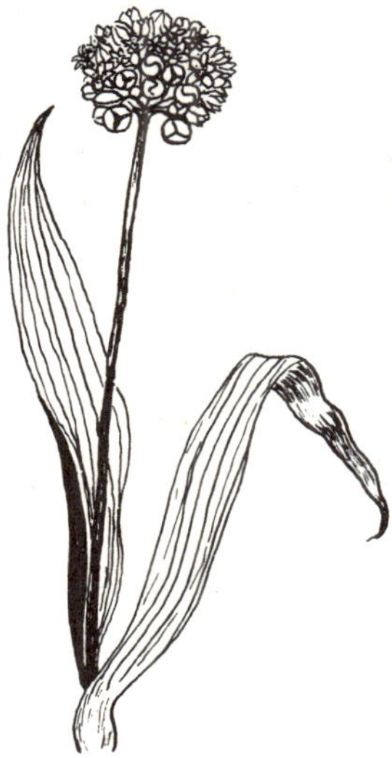

den Hals, in der Hoffnung, dann nicht verwundet zu werden.
Dieses Lauchgewächs vertreibt durch seinen durchdringenden Geruch alle Hexen und bösen Zauberer; den Bergleuten hilft sie gegen den Berggeist, den Bauern gegen die Verhexung des Viehs und den Müttern gegen das Beschreien der Kinder. Wenn die Kinder nicht saugen wollen, weil sie verschrien waren, rieb man ihnen den Mund und die Brustwarze der Mutter mit dieser Wurzel ein. – Die Siegwurz wurde auch, in entsprechende Form gebracht, als Alraune verkauft.

Den Hexen wird der Prozeß gemacht

Der »Hexenhammer« hatte ganze Arbeit geleistet, die Zeit war nun reif, gegen weise Frauen und Hexen massiv vorzugehen. Es fanden sich allerorten willfährige Priester, Richter und Scharfrichter, die die Aufgabe übernahmen, die Welt vom Bösen zu befreien. Die »Inquisition der ketzerischen Schlechtigkeit« begann ihr blutiges Werk; zwischen den Jahren 1500 und 1750 erreichte die Verfolgung und Vernichtung der Hexen in Deutschland ihre »Blütezeit«. Millionen von »Fällen« wurden bearbeitet, und die meisten Opfer wurden nach qualvoller Folter auf den Scheiterhaufen geschickt.

Wie mit den Hexen kurzer Prozeß gemacht wurde, soll hier mit den Worten Friedrich Graf Specs (1591–1635) wiedergegeben werden. Der Jesuit Spee war einer der wenigen mutigen Männer, die gegen die unsinnigen Hexenprozesse angingen. Am Schluß seiner berühmten Schrift »Cautio criminalis oder Rechtliche Bedenken gegen die Hexenprozesse« nimmt Spee einen solchen Prozeß kritisch unter die Lupe:

»1. Es ist kaum zu glauben, was es bei den Deutschen und besonders (es ist beschämend, auszusprechen) bei den Katholiken unter dem Volk für Aberglauben, Mißgunst, Verleumdung, Ehrabschneiderei, heimliches Gerede und dergleichen gibt. Die Obrigkeit bestraft diese Dinge nicht, und die Prediger rügen sie nicht. Sie sind es, die zuallererst den Verdacht der Hexerei in die Welt setzen. Alle göttlichen Strafen, die Gott in der Heiligen Schrift angedroht hat, stammen von den Hexen her. Gott und die Natur tun jetzt gar nichts mehr, sondern alles machen die Hexen.

2. So kommt es, daß alle Welt schreit, die Obrigkeit solle nun die Inquisition gegen die Hexen einleiten, die man in dieser Unmenge doch nur mit der eigenen Zunge geschaffen hat.

3. Also befehlen die Fürsten ihren Richtern und Räten, mit dem Prozeß gegen die Hexen zu beginnen.

4. Die wissen zuerst nicht, wo sie anfangen sollen, weil sie keine Indizien und Beweise haben und doch aus Gewissensbedenken nicht wagen, hier etwas ins Blaue hinein zu unternehmen.

5. Derweil werden sie zwei, drei Male ermahnt, den Prozeß anzufangen. Das gemeine Volk schreit, dies Zögern sei nicht unverdächtig; und etwa das gleiche reden sich die Fürsten, von wer weiß wem unterrichtet, ein.

6. Den Unwillen der Fürsten zu erregen und ihnen nicht auf der Stelle zu gehorchen, das ist in Deutschland gefährlich; fast alle, selbst Geistliche, loben regelmäßig über die Maßen, was nur den Fürsten beliebt hat. Dabei beachten sie gar nicht, von wem die Fürsten, mögen sie persönlich auch noch so vortrefflich sein, sich häufig antreiben lassen.

7. Endlich weichen die Richter also doch dem Willen der Fürsten, und finden irgendwie einen Anfang für ihre Prozesse.
8. Andernfalls, wenn sie noch immer zögern und sich fürchten, sich an etwas so Gefährliches heranzumachen, dann wird ein besonders damit beauftragter Inquisitor geschickt. Bringt der nun etwas Unerfahrenheit und ungestümes Wesen mit, wie das eben menschlich ist, so gewinnen diese Dinge hier ein anderes Ansehen, einen anderen Namen und sind nichts als Rechtlichkeit und frommer Eifer. Diesen Eigenschaften ist dann die Aussicht auf Gewinn durchaus nicht abträglich, namentlich, wenn der Inquisitor ein ärmlicher, habgieriger Mann mit vielen Kindern ist und für den Kopf jedes einzelnen zum Feuertode Verurteilten eine Belohnung von etlichen Talern ausgesetzt ist; abgesehen von den gelegentlichen Sammlungen und Zuschüssen, die die Inquisitoren ... unbeschränkt von den Bauern fordern dürfen.
9. Belastet dann irgendein Wort eines Besessenen oder eine der heute im Schwange gehenden böswilligen, nicht überprüfbaren Redereien eine armselige, mißachtete Gaja ernstlich: So ist sie die erste.
10. Damit es jedoch nicht den Anschein hat, als ob der Prozeß nur auf dieses Gerücht hin, ohne weitere Indizien, wie man sagt, angestrengt worden wäre, siehe, da ist gleich ein Indiz zur Hand, da man der Gaja aus allem einen Strick dreht. Ihr Lebenswandel war ja entweder

schlecht und sündhaft oder gut und rechtschaffen. War er schlecht, so sagt man, das sei ein starkes Indiz, denn von einer Schlechtigkeit darf man getrost auf die andere schließen. War ihr Lebenswandel indessen gut, so ist auch das kein geringes Indiz: Denn auf diese Weise, sagt man, pflegen die Hexen sich zu verstecken und wollen besonders tugendhaft erscheinen.

11. Es wird also angeordnet, Gaja ins Gefängnis zu schleppen, und seht, da hat man abermals ein neues Indiz, da man ihr ja aus allem einen Strick zu drehen weiß. Denn sie zeigt dann entweder Furcht oder sie tut es nicht. Zeigt sie Furcht (weil sie davon gehört hat, was für entsetzliche Folterqualen man in der Regel im Verfahren wegen Hexerei zur Anwendung bringt), so ist das alsbald ein Indiz, denn man sagt, sie habe ein schlechtes Gewissen. Zeigt sie keine Furcht (weil sie nämlich auf ihre Unschuld vertraut), so ist auch das sogleich ein Indiz: Denn das, sagt man, sei überhaupt eine besondere Eigenschaft der Hexen, daß sie sich ganz unschuldig stellen und den Kopf nicht sinken lassen.

12. Damit man aber immer mehr Indizien gegen sie habe, hat der Inquisitor seine Leute an der Hand, oft verworfene, übel beleumundete Burschen, die Gajas ganzes bisheriges Leben durchforschen müssen. Da kann es ja gar nicht ausbleiben, daß man auf irgendein Wort oder eine Tat stößt, die eine abwegige, böswillige Auslegung mit Leichtigkeit zu einem Schuldbeweis der Magie verdrehen und wenden könnte.

13. Gibt es dann aber auch noch Leute, die ihr schon längst übel gesinnt waren, so haben die die schönste Gelegenheit, ihr Schaden zuzufügen; weil sie es gerne möchten, finden sie leicht etwas, was sie vorbringen können. Und an allen Enden zetert man, Gaja sei durch starke Indizien belastet.
14. Daraufhin wird sie schleunigst zur Folter geschleppt, sofern sie nicht, wie es häufig geschieht, noch am gleichen Tage, an dem sie gefangen wurde, gefoltert worden ist.
15. Es wird nämlich niemandem ein Advokat und eine unbeschränkte Verteidigung bewilligt, da man schreit, es sei ein Sonderverbrechen, und da jeder, der die Verteidigung übernehmen, als Rechtsbeistand auftreten wollte, selbst des Verbrechens verdächtigt wird. Gerade so geht es ja auch jedermann, der zu diesen Prozessen etwas sagen und die Richter zur Vorsicht mahnen will, denn sogleich heißt man ihn Beschützer der Hexen. So ist allen der Mund verschlossen und die Feder stumpf gemacht, auf daß sie nichts mehr reden und schreiben mögen.
16. Meistens jedoch, damit es nicht so aussieht, als ob Gajas Verteidigung nicht wenigstens irgendwie zugelassen worden wäre, wird sie vorerst zum Scheine vor Gericht geführt; es werden ihr zunächst die Indizien vorgelesen, und sie wird darüber verhört, sofern man das allerdings ein Verhör nennen kann.
17. Wenn sie da auch diese Indizien widerlegt und zu

den einzelnen Punkten vollkommen befriedigende Aufklärungen gibt, so wird das doch nicht beachtet noch aufgeschrieben. Die Indizien behalten sämtlich ihre Kraft und Bedeutung, wie sehr sie auch in vorzüglicher Entgegnung entkräftigt sein mögen. Man befiehlt lediglich, die Angeschuldigte in den Kerker zurückzuführen, damit sie sich besser überlege, ob sie verstockt bleiben wolle, denn schon jetzt ist sie, da sie sich rechtfertigt, verstockt. Ja, wenn sie sich vollkommen zu rechtfertigen weiß, dann ist das sogar ein neues Indiz, denn man sagt, wenn sie keine Hexe wäre, würde sie nicht so beredt sein.

18. Wenn sie es sich hat überlegen können, wird sie andern Tages wieder vorgeführt, und man liest ihr den Beschluß vor, sie foltern zu lassen; gerade so, als ob sie nicht schon früher etwas auf die Beschuldigungen entgegnet und nichts widerlegt hätte.

19. Ehe sie jedoch gefoltert wird, wird sie vom Henker beiseite geführt und, damit sie sich nicht mit Zaubermittelchen gegen den Schmerz gefeit macht, nach solchen abgesucht, indem er ihr am Körper die Haare abschert und sie selbst dort, wo man ihr Geschlecht erkennen kann, schamlos beschaut – obschon man bisher noch niemals etwas Derartiges gefunden hat.

20. Freilich, warum sollte man das bei einem Weibe nicht tun? Es wird ja auch mit geweihten Priestern gemacht …

21. Hierauf, wenn Gaja in dieser Weise beguckt und ge-

schoren ist, wird sie gefoltert, damit sie die Wahrheit kundtue, das heißt, damit sie sich schlechtweg für schuldig erklärt. Alles, was sie anderes sagt, ist nicht die Wahrheit, kann es nicht sein.

22. Jedoch wird sie nur mit dem ersten, das heißt leichteren Grade der Tortur gefoltert. Das ist so zu verstehen, daß dieser freilich schon ganz fürchterlich ist, jedoch im Vergleich mit den anderen, folgenden Graden immer noch leichter ist. Darum behaupten und verbreiten die Richter, wenn Gala gesteht, sie habe ohne Tortur gestanden. …

24. So wird sie also nach diesem Geständnis ohne Bedenken hingerichtet. Freilich wird sie, auch wenn sie nichts gestanden hätte, nichtsdestoweniger hingerichtet werden. Denn wo erst einmal mit der Tortur der Anfang gemacht ist, so ist der Würfel bereits gefallen. Sie kann nicht mehr entkommen, muß sterben.

25. Und so gesteht sie oder sie gesteht nicht. In jedem Falle ist es um sie geschehen. Gesteht sie, dann ist es ja klar, sie wird selbstverständlich hingerichtet, wie schon gesagt. Alles Widerrufen ist umsonst; wir haben es oben geschildert. Gesteht sie nicht, so wird die Folter zwei, drei, vier Male wiederholt. Hier ist alles erlaubt, was man haben möchte: Es gibt ja bei einem Sonderverbrechen keinerlei Vorschrift über Dauer, Schärfe noch Wiederholung der Tortur. Die Richter sind sich hier keiner Schuld bewußt, die sie vor ihrem Gewissen zu verantworten hätten.

26. Ob dann die Gaja auf der Folter vor Schmerz die Augen verdreht oder sie starr auf einen Fleck heftet: Das sind neue Indizien. Verdreht sie die Augen, so heißt es: Seht ihr, wie sie ihren Buhlen sucht? Heftet sie ihn starr auf einen Fleck, so sagt man: Schaut, sie hat ihn schon gefunden, sie sieht ihn bereits. Bricht sie jedoch trotz mehrmaliger Folterung immer noch nicht ihr Schweigen, verzerrt sie im Ankämpfen gegen die Schmerzen ihr Gesicht, erleidet sie eine Ohnmacht usw., dann schreien sie, sie lache, sie schlafe in der Tortur, sie gebrauche einen Schweigezauber und sei nun umso mehr schuldig, sie gehöre deshalb lebendig verbrannt zu werden. …
27. Und das heißen dann selbst die Beichtväter, selbst Geistliche verstockt und unbußfertig gestorben. Da sagen sie, sie habe sich nicht bekehren, nicht von ihrem Buhlen lassen, sondern habe ihm die Treue halten wollen.
28. Geschieht es aber, daß irgendeine Angeklagte unter solchen Folterqualen den Geist aufgibt, dann behaupten sie, der Teufel habe ihr das Genick gebrochen. Zum Beweis dafür kommen sie mit einem unwiderleglichen Argument; willst du das verwenden, so wird dir am Ende der Beweis gelingen, daß es keinen einzigen Menschen gibt, dem nicht zuletzt so vom Teufel das Genick gebrochen wird, wie oben dargelegt. …
30. Stirbt die Gaja aber nicht und wagen ängstliche Richter nicht, sie ohne Indizien weiter zu foltern noch

sie ohne Geständnis zu verbrennen, dann wird sie im Kerker festgehalten, in festere Ketten gelegt, um dort bis zu einem vollen Jahr mürbe gemacht zu werden, solange bis sie unterliegt.

31. Sie kann sich ja niemals, wie die Gesetze es haben wollen, durch Überstehen der Tortur reinigen und das ihr eimal angehängte Verbrechen abschütteln. Es wäre beschämend für die Inquisitoren, eine einmal gefangene Person so wieder herauszulassen. Wen sie erst einmal gefangen haben, der muß um jeden Preis schuldig sein.

...

34. Mittlerweile aber, während Gaja, wie geschildert, noch immer im Gefängnis zurückgehalten und von denjenigen gepeinigt wird, die es am allerwenigsten dürften (nämlich von den Priestern) – da gebricht es den gewissenhaften Richtern nicht an schönen Kunstgriffen, mit denen sie nicht bloß neue Indizien gegen Gaja finden, sondern ihr (so die Götter wollen) ihre Schuld derart ins Gesicht beweisen können, daß sie jedenfalls dann durch den Spruch der Gelehrten einer Akademie zum Feuertode verurteilt werden wird. ...

35. Manche jedoch lassen die Gaja zum Überfluß noch exorzieren, sie an einen anderen Ort bringen und danach abermals foltern, ob vielleicht durch diese Ortsveränderung und Entsühnung der Schweigezauber gebrochen werden könnte. Kommt man aber auch damit nicht voran, so lassen sie sie endlich ins Feuer werfen. Wenn sie so umkommen muß, ob sie ein Geständnis

abgelegt hat oder nicht, dann möchte ich um der Liebe Gottes willen wissen, wie hier irgend jemand, er sei noch so unschuldig, soll entrinnen können? Unglückliche, was hast du gehofft? Warum hast du dich nicht gleich beim ersten Betreten des Kerkers für schuldig erklärt? Törichtes, verblendetes Weib, warum willst du den Tod so viele Male erleiden, wo du es nur einmal zu tun brauchtest? Nimm meinen Rat an, erkläre dich noch vor aller Marter für schuldig und stirb. Entrinnen wirst du nicht. Das ist letzten Endes die unselige Folge des frommen Eifers in Deutschland.«[1]

1. F. v. Spee, Cautio criminalis, Nachdruck und Übersetzung von J.-F. Ritter, 1939, München 1982, S. 279 ff.

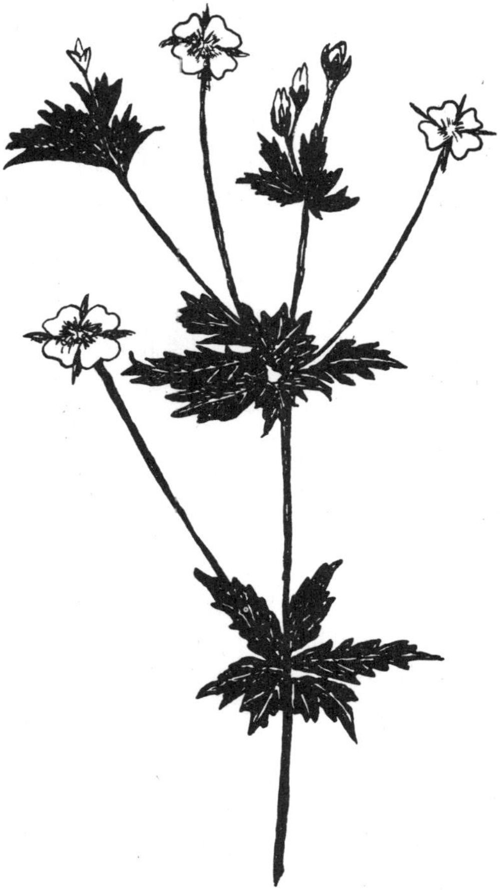

Blutwurz
Potentilla recta

Anhang

Elisabeth Haerkötter

Hexen heute

1. *Vorbemerkung*

Das Allensbacher Institut für Demoskopie ermittelte im April 1973 in einer Umfrage:
Auf die Frage »In früheren Zeiten hat man an Hexen geglaubt. Denken Sie, daß vielleicht doch etwas dran ist – daß es noch Hexen gibt?« antworteten 2 % der Befragten mit »ja«, 9 % mit »vielleicht«. Übertragen auf die Gesamtzahl der Bundesbürger waren das immerhin 6,8 Millionen Menschen, die die Existenz von Hexen für möglich halten.
Nach Ansicht von F.-W. Haack sind diese Ansichten am häufigsten in den Gebieten zu finden, in denen tradierte Lebensformen und Meinungen eher überlebt haben, z. B. in der Lüneburge Heide, in Küstengebieten, im Vorland der Alpen oder im Bodenseehinterland.[1]

1. F.-W. Haack, Hexenglauben in der Bundesrepublik, München, 1978, S. 1 f.

2. *Was die »Hexen« von heute so treiben*

Was sind das für Fähigkeiten, die den »Hexen« auch heute noch angelastet werden, welche Ausmaße nehmen solche Verdächtigungen an und kann man auch im 20. Jahrhundert noch von »Hexenwahn« und Hexenverfolgung sprechen? Die Ausführungen des Volkskundlers Johann Kruse belegen sehr genau und anschaulich, daß es durchaus noch einen weitverbreiteten Hexen-Aberglauben gibt, dem auch heute noch vornehmlich Frauen zum Opfer fallen – meist alte, alleinstehende Frauen, denen willkürlich alles Unglück angelastet wird, das in Haus und Hof passiert. »Vor allem auf dem Lande führen viele Bewohner alles, was nicht mit rechten Dingen zugeht, auf das Walten von Frauen zurück, die als Hexen in irgend einer Weise mit dem Teufel im Bunde stehen.«[1]

Die »Hexen« führen das Unglück durch den »Bösen Blick«, Bildzauber, Verfluchen oder Besprechen herbei. Auch sind sie in der Lage, sich in Tiere, vor allem Katzen, zu verwandeln und können so großen Schaden anrichten: »Vor einem Jahr … besserte ich mein Dach aus. Da kam eine schwarze Katze und lief dreimal um die Leiter. Als ich nachher hinunterstieg, krachte die Leiter, und ich brach mir den Arm. Die Katze – das ist meine Nachbarin gewesen. Die kann hexen. Sie ist wütend auf

1. Zit. nach J. Kruse, Hexen unter uns, Leer, a. a. O., S. 11.

mich, weil meine Jungen manchmal in ihren Garten klettern und ich sie nicht zurückhalte.«[1]
Vor dem »Bösen Blick« muß man vor allem kleine Kinder schützen, denn denen sehen die Hexen die Seelen ab, um länger jung zu bleiben: »Mein Mann und ich zogen nach unserer Hochzeit ... nach einem anderen Dorfe. Als unser erstes Kind geboren war, kam eine Nachbarin und sagte: ›Es kommt in unser Dorf immer eine Hausiererin, die hat den bösen Blick. Versteck' dein Kind, wenn die Hexe kommt.‹ Ich lachte über diesen Aberglauben. Eines Tages – unser Junge war wohl zwei Monate alt – kam die Hausiererin. Ich saß in der Küche und hatte den Knaben auf dem Schoß. ›Nun, junge Frau, was nötig? Zwirn, Band, Knöpfe?‹ – ›Nichts nötig‹, antwortete ich. Sie blieb eine Weile und schwatzte, dabei sah sie immer auf das Kind. Plötzlich fiel mir ein, was die Nachbarin gesagt hatte, und ich drückte den Kleinen schnell an die Brust. Aber es ist zu spät gewesen. Nach einigen Wochen wurde das Kind krank und ist bald gestorben. Das hat die Hexe, diese Hausiererin, getan.«[2]
Mit dem »Bildzauber« können Hexen den Menschen Schaden zufügen, ohne in direktem Kontakt mit ihnen zu treten, z. B. durch nachgebildete Puppen. 1937 berichtete eine Frau aus einem Dorf an der Niederelbe: »Meine Nachbarn waren darüber stutzig geworden, daß ihr Kleinstes immer abends um dieselbe Stunde, gegen

1. Zit. nach. J. Kruse, a. a. .O., S. 15.
2. Zu. nach j. Kruse, a. a. .O., S. 14.

11 Uhr, zu schreien anfange, und das aus ganz unerklärlicher Ursache, denn keine noch so eingehende Untersuchung hatte bei dem Kinde eine Spur von Erkrankung feststellen können. Das Ende vom Liede war, daß es für die Nachbarn feststand, eine »Hexe« habe das Kind »unter« und daß nur die Frau B. im Dorfe dafür in Frage käme. Gute Freunde wurden beauftragt, sich zu einer bestimmten Zeit hinter das Fenster der Frau zu stellen und auf alle erdenkliche Weise zu versuchen, Einblick zu gewinnen. Gesagt – getan! Und was war es, was diese zu berichten wußten, als sie von ihrem Gange zurückkehrten? Mit dem Glockenschlage 11 Uhr habe die »Hexe« nach einer Puppe gegriffen, dieser das Hinterteil entblößt und ihr dort eine gehörige Tracht Prügel versetzt. Und dadurch, daß die »Hexe« beim Schlagen alle ihre Gedanken auf das arme Kind richtete, fühlte dieses die Schläge und krümmte sich vor Schmerzen.«[1]

Wenn eine »Hexe« etwas lobt, heißt es Obacht geben, denn viele Behexungen werden durch das »Beschreien« verursacht. Werden von einer »Hexe« Schönheit, Kraft, Gesundheit oder andere positive Dinge bei Mensch und Tier gelobt, kann sich das nach einiger Zeit durchaus ins Gegenteil verändern: »Wir mästeten im letzten Sommer ein Schwein … damit wir besser durch den Winter kämen. Aber im August starb es. Unsere Nach-

1. Zit. nach J. Kruse, a. a. O., S. 13.

barin hatte es verhext. Eines Abends, als ich gerade das Tier fütterte, kam das Weib in den Stall, sah sich das Tier an und sagte: ›Welch schönes Schwein. So dick und fett schon!‹ Nach vier Wochen wurde das Tier krank. Drei Tage später war es tot.«[1]
Eine weitverbreitete Unart der Hexen ist der sogenannte »Milchzauber«, der immer dafür verantwortlich gemacht wird, wenn die Kühe wenig oder gar keine Milch geben. Die »Hexe« ist in der Lage, durch Fernzauber die Milch der Kühe für sich selbst aus den Eutern herauszuzaubern. Noch ein Beispiel aus Johann Kruses umfangreicher Sammlung: »mal … ist meine Tante bei ihrer Nachbarin eingeladen gewesen. Als sie Kaffee trinken wollte, war der Rahm sauer geworden, und meine Tante bedauerte es sehr. ›Das ist nicht so schlimm‹, antwortete die Nachbarin. Sie ging in die Küche, steckte ein Brotmesser in den Türpfosten und begann am Griff zu melken. Da hat meine Tante gewußt, wovon das Weib immer so gesund und dick war.« erzählt 1949 eine Frau.[2]

Wie man sich vor Hexen schützt

Um vor Hexenzauber sicher zu sein, gibt es eine Menge Abwehrmaßnahmen – von Schutzmitteln wie Pflan-

1. Zit. nach J. Kruse, a. a. O., S. 17.
2. Zit. nach J. Kruse, a. a.O., S. 18.

zen und Amulette bis zum oft brutalen Gegenzauber wie »Ausräuchern« oder Verprügeln. Zuerst muß man natürlich eine Hexe als solche erkennen, um sich vor ihr schützen zu können.
Äußerliche Merkmale wie hohes Alter, gebückte Haltung, zusammengewachsene Augenbrauen, Schielen oder Glupschaugen, Barthaare, Warzen oder Muttermale sind zwar höchst verdächtig, aber nicht immer zuverlässig. Interessant ist bei den Ausführungen Kruses, daß im Volksglauben ein Bild von der Hexe vorherrscht, die wir aus Märchen und Schauergeschichten kennen: das der alten buckligen Frau mit der Warze auf der Nase und der Katze auf der Schulter, die anderen aus purer Bosheit nur Unglück wünscht. Keine Rede von der »Weisen Frau«, der Heilkundigen, die durch ihr Wissen vielen Menschen geholfen hat.
Eine beliebte Methode, Frauen als Hexen zu entlarven, ist folgende: man biete einer als Hexe verdächtigen Frau einen Stuhl an, unter dessen Kissen eine gekreuzte Schere liegt. Will sich die Frau nicht darauf setzen, ist sie eine Hexe. Überhaupt meiden Hexen alles, was durch kreuzförmig angeordnete Gegenstände geschützt ist, etwa über Kreuz gestellte Besen vor der Stalltür. Strickende Frauen sind ebenso vor Hexenzauber sicher wie Menschen, die kreuzförmige Stickereien auf ihrer Wäsche tragen. Kreuzdorn ist ein beliebtes Mittel, um Hexen zu erkennen: »Um zu erproben, ob die im Dorf als Hexe verschriene Frau wirklich eine Teufelsdienerin

sei, legte der Bäckermeister einen kleinen Kreuzdornstock unter die Fußmatte zum Eingang der Backstube. Und siehe, als die Alte den Brotteig brachte, mußte der Bäcker ihr den Brotteig vor der Tür abnehmen, weil sie nicht hinein konnte, so gern sie auch wollte. Sie konnte über den Kreuzdorn nicht rüber«, berichtete 1947 ein Lehrer aus Holstein.[1]

Schutz vor Hexen bieten alle möglichen Talismane wie Eicheln, Kastanien, Hufeisen, Hunde- oder Hasenpfote; auch Friedhofserde soll schützen. Zettel mit magischen Zeichen, »Himmelsbriefe« genannt, machen sicher vor Hexenzauber, ebenso der in der Apotheke erhältliche »Teufelsdreck« (Ferula assa foetida), der in Kleidersäume eingenäht oder auf Türschwellen gelegt wird. Auf keinen Fall soll man einer als Hexe verdächtigen Frau etwas leihen oder annehmen – es wird bestimmt verhext!

Wähnt man sich nun doch aller Schutzmaßnahmen zum Trotz einem Hexenzauber verfallen, muß man zu Gegenmaßnahmen greifen. Viele dieser Gegenzauber sind altbekannte, überlieferte Mittel. Es gibt aber auch eine Anzahl sogenannter »Sympathiebücher«, in denen eine Fülle von Ratschlägen enthalten sind. »Sympathie« bedeutet die Aufhebung des Zaubers durch die Kraft der eigenen Gedanken, durch Sprüche, Gebärden oder Gebete.

1. J. Kruse, a. a. O., S. 38.

Die einfachste Art, Hexenzauber loszuwerden, ist, daß man ihn auf andere Personen überträgt. Z. B. werden Tierleichen von verstorbenen Kühen oder Schweinen auf Nachbargrundstücken vergraben, um das Unglück so abzuwenden. Ein Lehrer aus Dithmarschen berichtete 1938:

»Kürzlich fand ein hiesiger Einwohner in seinem Garten ein ganz frisches Brot eingegraben. Wer es eingegraben hatte, wußte man nicht. In unserem Dorf finden Einwohner auch vergrabene Hühner, Ferkel usw. Abergläubische graben sie bei ihnen ein, um sich von einem Mißgeschick zu befreien, es auf einen anderen zu übertragen.«[1]

Der »Blutbann« ist eine weitere Möglichkeit, Zauber aufzuheben: Die Hexe verliert ihre Macht, wenn man das von ihr verhext geglaubte Tier – es können aber auch Menschen sein – bis aufs Blut schlägt. Die Hexe spürt die Schmerzen und hebt den Zauber auf. Manchmal kann man sie auch am nächsten Tag erkennen, wenn sie über Schmerzen oder eine schlaflose Nacht klagt. Von der Insel Fehmarn berichtete eine Frau: »Als unsere Kühe trotz des reichlichen Futters nur wenig Milch gaben, wußten wir, daß eine Hexe sie stahl. Die sitzt dann in ihrer Küche, hat ein Messer in die Wand geschlagen und melkt daran . ... Wir wußten ja, wer das Weib war und kannten auch das Mittel,

1. J. Kruse, a. a. O., S. 27.

womit es zu strafen war: »Mein Mann prügelte in der Nacht eine Kuh, bis das Fell an einer Seite aufsprang und das Blut lief. Am anderen Tag lag das Weib krank zu Bett, und unsere Kühe fingen an, wieder gute Milch zu geben.«[1]

Nicht nur Tiere müssen unter solch brutaler Konsequenz des Aberglaubens leiden, auch Kinder können die Opfer sein, wie folgendes Beispiel zeigt: »Unsere kleine Berta hatte soviel Asthma. ... Wir hatten es bald raus, wer unsere kleine Deern behext hatte. ... Wir haben der Kleinen einen Schutzbrief auf die Brust gehängt. Auch haben wir eine Schere kreuzweise unter die Fußmatte gelegt. Aber es nützte nichts. Da haben wir mit Teufelsdreck geräuchert. Dabei haben wir Berta nackt über den Rauch gehalten, daß sie fast erstickte. Da sagten die Leute, wir sollten unser Schwein prügeln. Die Hexe fühlt dann die Schläge und gibt das Kind frei. Dreimal hat mein Mann das Tier geschlagen, bis das Blut kam, aber es half nichts. Als die Krankheit immer schlimmer wurde, sagten die Leute, wir sollten unsere kranke Berta schlagen. ... Erst wollten wir nicht. Als es aber immer schlimmer wurde, da haben wir es zuletzt doch getan. ... Ach, wie hat sie geschrien! ... Sie hat uns so angesehen – sie wußte ja nicht, warum wir es taten. Sie ist nach einem halben Jahr gestorben. Sie bekam Lungenentzündung.«[2]

1. J. Kruse, a. a. O., S. 37.
2. J. Kruse, a. a. O., S. 38.

Hexenbanner und Gesundbeter

Wenn alle Beschwörungen und Taten nicht helfen, den Hexenzauber zu brechen, dann gibt es noch die Möglichkeit, einen Hexenbanner oder eine »Weise Frau« (die nicht mit der weisen, heilkundigen Frau zu verwechseln ist!) um Rat zu fragen. Hexenbanner bezeichnen sich oft selbst als Heilpraktiker und halten sich für Abgesandte Gottes. Sie nutzen den Aberglauben der Hilfesuchenden und das Vertrauen, das diese in ihre »Künste« legen. Die »Retter« umgeben sich mit einem geheimnisvollen Nimbus, um ihre Kunden zu beeindrucken und kassieren für ihre Vorstellungen viel Geld. Das Gefährliche an ihren Praktiken ist, daß sie die oft schwer kranken Ratsuchenden von einem Arztbesuch abhalten, was dann auch durchaus tödliche Folgen haben kann. Sie treiben einen schwunghaften Handel mit Talismanen und Himmelsbriefen, deren Texte sie den »Sympathiebüchern« entnommen haben. Auch ihre diversen Pülverchen und Salben stellen sie nach Rezepten aus solchen Büchern zusammen und verkaufen sie als Arzneimittel für teures Geld.

Kostspielig sind auch die anderen Methoden, die die Hexenbanner praktizieren, um den Zauber zu lösen: das Ausräuchern oder die Anwendung des »Spiegel Salomons«.

»Mir starben ein Pferd und drei gute Schweine. Eines Tages sagte mein Nachbar: ›Dein Vieh hat eine Hexe unter. Hol' Frau D., die ist ihr in der Kunst über.‹ Erst wollte ich nicht, aber als mir meine Frau gut zuredete und wieder eine Kuh krank wurde, ließ ich die D. kommen. Sie ging durch meinen Stall, guckte in die dunkelsten Ecken, unter einen Sack … und in den leeren Milcheimer. Dabei sah sie immer wieder in einen handgroßen Spiegel, murmelte Sprüche und bekreuzigte sich. Dann erklärte sie, die Hexe sei hier schon ganz heimisch und es sei höchste Zeit, daß sie vertrieben werde. Ich mußte sie ungefähr eine Viertelstunde allein lassen. Danach rief sie mich ganz aufgeregt herein. Als ich in den Stall trat, trieb sie jemanden, den ich nicht sehen konnte, mit drohend erhobener Faust aus der anderen Tür auf den Hofplatz und schalt: ›Raus mit dir! Raus mit dir!‹ Dann wandte sie sich zu mir und sagte, mit der Hand nach der Straße zeigend: ›Da läuft das Weib. Da!‹ Ich konnte niemanden sehen. ›Wie die läuft‹, und lachte laut. …«[1]

Es gibt zahlreiche Fälle, in denen Männer und Frauen, die sich als Hexenbanner betätigt haben, vor Gericht standen und Geld- oder Haftstrafen erhielten. Größer aber ist immer der Schaden, den sie angerichtet haben: Die Konsequenzen von »Hexenaustreibungen« und »Entlarvungen« müssen auch heute noch unschuldige Frauen tragen, Hexenverfolgung ist auch in unserem Jahrhundert noch aktuell. Willkürlich als Hexen ver-

1. J. Kruse, a. a. O., S. 45.

dächtigte Frauen werden gemieden, verspottet, verschmäht und geächtet – nicht selten werden Nachbarn handgreiflich und verprügeln die als Hexe angeklagte Frau. Das Ende vom Lied ist oft, daß die Frauen ihr Dorf verlassen und in eine Stadt ziehen, um weiteres Aufsehen zu vermeiden und in Ruhe leben zu können. Die Handgreiflichkeiten der Nachbarn können mitunter durchaus wahnartige Ausmaße annehmen, wie folgendes Beispiel zeigt: »In einem Dorf bei Pfaffenhofen heiratete ein kleiner Landwirt eine junge Frau aus dem Nachbardorf. Durch ihre außerordentliche Tüchtigkeit ging es in der Wirtschaft gut vorwärts, was den Neid der Nachbarn … erregte … Als nun feststand, daß die Kühe des Bauern gute Milch gaben und die Bäuerin in der Butterherstellung großes Geschick zeigte, kam sie in den Ruf der Butterhexe. Die Nachbarn mieden sie, und die Frau hatte keine ruhige Stunde mehr. In der Nacht wurde mit Kreide an die Tür geschrieben: »Hier wohnt die Hexe G.«. Der Botenfuhrmann mußte aus der nahen Stadt »Sympathiebücher« besorgen, und wöchentlich einmal wurde in den Bauernhäusern eine Besprechung und Beschwörung der Hexe vorgenommen. An einem Morgen befestigte eine Nachbarin an der Hauswand der Verleumdeten einen Melkeimer und ahmte, indem sie einen Sympathiespruch: »Stripp strapp strill, kann melken wie ich will« murmelte, an den Stricken, mit denen der Eimer angebunden war, die Melkbewegung nach. Von dem Bauern zur Rede gestellt, gab sie zur Antwort:

»Deine Hexe kann ja selbst den Teufel melken.« Sonntags beim Kirchgang spuckten die Dorfbewohner vor ihr aus. Wenn sie in der Kirche erschien, trat alles zur Seite. Mit ihren Kindern spielte kein anderes Kind. Einmal wurde ein richtiges Austreiben vorgenommen: Man hängte eine Jacke vor die Tür und schlug so lange auf das Kleidungsstück ein, bis der böse Geist aus ihm und somit auch aus dem Weib gefahren war. Zu dem gleichen Zweck wurden eine Katze und ein Hund zusammen in einen Sack gebunden und solange auf diesen Sack eingeschlagen, bis die armen Tiere elendiglich totgeprügelt waren. Die Verhetzung gegen die junge Bauersfrau wuchs von Tag zu Tag und machte sich zuletzt in einer Demonstratlon Luft. Als sich Frau G. einmal … eine andere Wanne ausgeborgt hatte, zogen die übrigen Dorfbewohner … geschlossen zum Bauernhof und forderten die Herausgabe der Wanne. Sie behaupteten, daß jeder Gegenstand, den die Hexe von einem anderen erhalte, ihr Macht über diese Person verschaffe. Schwarz auf weiß stand das in dem Sympathiebuch, das die empörten Bauern vorwiesen. Ganz schlimm wurden die Verhältnisse, als der Bauer nun auch seine letzten Schulden zurückbezahlt und seinen Hof lastenfrei gemacht hatte. Da rotteten sich die Bewohner zusammen und zogen in einem langen Zug durch die Dorfstraße. Schilder mit der Aufschrift: »Hinweg mit der Hexe G.!« wurden vorangetragen, und nach einer kurzen Versammlung spendete der Dorfwirt einen Klafter Holz als Scheiterhaufen, auf

dem eine symbolische Hexenverbrennung vorgenommen wurde. Jetzt wandte sich der Bauer an den Amtmann in Pfaffenhofen. Als die Kunde kam, daß eine gerichtliche Untersuchung wegen der Hexenverfolgung eingeleitet sei, trat im Dorf endlich Ruhe ein. Sämtliche Beteiligten leugneten, je an Hexen geglaubt oder gegen die junge Bäuerin Böses gesagt zu haben.«[1]
An all den gezeigten Fällen wird deutlich, wohin ein solcher Hexen-Aberglaube auch heute noch führen kann, der auf Vorurteilen, Neid und oft auf purer Dummheit beruht – nach dem Motto: »Menschen können ›Hexen‹ machen. ›Hexen‹ können gar nichts machen.«[2]

3. Hexenglaube und Feminismus

»Wir erobern uns die Nacht zurück!« – unter diesem Motto demonstrierten in den letzten Jahren immer mehr Frauen zur Walpurgisnacht am 30. April gegen Männergewalt.
Jede Frau kennt die Angst, nachts allein unterwegs zu sein, und so fällt der Bezug zu den »Hexen«, die nachts ihr Unwesen trieben, nicht schwer. Ihre Vernichtung symbolisiert in unvergleichlicher Weise die Gewalt von Männern gegen Frauen nicht nur nachts.
Es wäre aber eine Verfälschung der Tatsachen, würden

1. J. Kruse, a. a. O., S. 89
2. W. Ziegler, Vorwort zu J. Kruse, a. a. O.

Frauen die »Hexe« schlechthin zu einer Symbolfigur für ihren Widerstand gegen Männerherrschaft machen. Die millionenfache Vernichtung der als »Hexen« verleumdeten Frauen zeigt, daß von Auflehnung kaum die Rede sein konnte. Die damalige Hexenverfolgung kann auch nicht einfach auf die heutige Situation von Frauen übertragen werden. Heute geschieht die Unterdrükkung von Frauen nicht mehr so offen auf dem Scheiterhaufen, sondern subtiler in der Werbung. In der Sprache, in der Pornographie und durch die Verbreitung eines Frauenbildes, das die Frauen am liebsten ganz aus allen Bereichen des öffentlichen Lebens in das Haus zurückdrängen will.

Trotzdem bedienen sich die Frauen dieses Hexenmythos', um die eigene Realität zu beschreiben. Sie geben so dem althergebrachten Hexenbild ein neues Gesicht – das der wissenden, unabhängigen und geachteten Frau, die sie hätte sein können, wäre sie nicht von Männern so brutal in ihre Schranken verwiesen worden. Um dieses Wissen der »Weisen Frauen« von Krankheit und Heilmethoden, über die Zusammenhänge zwischen Körper und Natur geht es denjenigen Frauen in der Frauenbewegung, die sich zu Selbsthilfegruppen im gesundheitlichen Bereich zusammengeschlossen haben. Bücher wie »Hexengeflüster«, »Hexen, Hebammen und Krankenschwestern« zeigen eine Rückbesinnung auf Frauen-Hexen-Macht, die in der Kenntnis auf medizinischem Gebiet bestanden hat.

Männer haben die »Weisen Frauen« aus dem Gesundheitswesen verdrängt, ohne sich deren Wissen anzueignen. Unsere heutige Medizin ist das Ergebnis davon: eine (männliche) Wissenschaft mit wenig Verständnis für Frauen und deren Körper. Nicht ohne Grund entstehen immer mehr Frauengesundheitsgruppen, in denen Frauen sich mit sich und ihrem Körper beschäftigen, lernen, ihn zu akzeptieren, wie er ist und was in ihm vorgeht. Sie entdecken ein Selbst-Bewußtsein für ihren Körper, der immer nur geleugnet oder auf seine biologischen Funktionen reduziert wurde: die Frau als (Gebär-)Mutter.
Gerade aber die Fähigkeit der Frauen, zu gebären bzw. zu menstruieren, wird von manchen als Grund für die Hexenverfolgung, für die Verfolgung von Frauen schlechthin, angesehen. Shuttle/Redgrove geben dabei von der These aus, daß diese sichtbaren Körperfunktionen der Frauen bei den Männern eine diffuse Angst auslösten. Die Fähigkeit der Frauen, zu gebären, erfüllte die Männer mit Furcht: die Fruchtbarkeit der Frauen war etwas Unerklärliches und wurde mit Zauberei und Macht gleichgesetzt. Diese Macht galt es zu unterdrücken, und sie fand ihren Höhepunkt in der Zeit des Hexenwahns. Aus den Beschreibungen der Hexensabatte und den unter grausamsten Foltern erpreßten »Geständnissen« der Frauen wird die krankhafte Phantasie der Männer deutlich, die eigentlich nur einer ungeheuren Angst vor allem, was weiblich, bzw. hexisch war, entspringen konnte. »Sie (die Menstruation, Anm.

d. Verf.) gilt als böse, weil die Männer die Macht der Frauen fürchten. In dieser Furcht gründen die Angstvorstellungen der Männer: vom Besitz ihrer Fruchtbarkeit als der ursprünglichen Magie der Menschenschöpfung über die Kastrationsangst vor der blutenden Vagina, von der es heißt, sie könne einen Penis ebenso verschlingen, wie sie das jeden Monat mögliche Baby verschlinge (dies erklärt auch, warum Hexen kleine Babys zerstückelt haben sollen).«[1]

Die Furcht der Männer vor der Körperlichkeit der Frauen ist immer noch vorhanden. Es gibt auf der ganzen Welt Menstruationstabus, die die Frauen, die ihre Periode haben, vom öffentlichen Leben ausschließen. Sie dürfen nicht säen oder ernten, nicht einkochen oder einmachen, nicht backen und beim Schlachten keine Wurst stopfen. Menstruierenden Frauen wurde und wird heute noch die gleiche Macht zu »Schadenszauber« nachgesagt, wie damals den Hexen: »Geschieht es, daß sie (die Hexe, Anm. d. Verf.) sich einem Weinfaß nähert, wird der Wein, und wenn er noch so frisch ist, augenblicklich sauer; berührt sie den Weizen auf dem Felde, so wird er verdorren und keine Früchte tragen … Auch Gräser, mit denen sie in Berührung kommt, werden zugrunde gehen; die Kräuter und Schößlinge im Garten werden eingehen, allein, wenn sie an ihnen vorbeigeht; wie von einem Pesthauch werden sie ergriffen

1. Shuttle, Redgrove, Die weise Wunde der Menstruation, Frankfurt 1983, S. 288.

und verdorren. Sitzt sie auf oder unter einem Baum … werden die Früchte herunterfallen.«[1]
Der Vergleich zwischen dem, was man den »Hexen« nachgesagt hat und dem, was man menstruierenden Frauen zuschreibt, mag weit hergeholt scheinen. Der Menstruation und der Gebärfähigkeit wird aber im Zusammenhang mit der Neubelebung des Hexenbildes deshalb soviel Bedeutung zugemessen, weil diese Zeichen der weiblichen Fruchtbarkeit für die »Neuen Hexen« ein wichtiger Bestandteil ihrer Riten und Gebete ist. Sie wollen vor allem die Zusammenhänge zwischen Natur und Körper, zwischen natürlichen (Mond-) Rhythmen und dem weiblichen Zyklus wieder bewußt machen und einen Einklang von Weiblichkeit und Natur erreichen. Der Mond spielt bei der Verdeutlichung dieser Zusammenhänge eine zentrale Rolle: »Anstatt den Mond mit Abfällen zu verunreinigen und aus dem Gleichgewicht zu bringen, versucht Frauenwissenschaft seine Prinzipien durch die vielen Medien zu erforschen, die er uns auf natürliche Weise eröffnet: Lichtzyklen, Biorhythmen, Gezeiten, Wetterveränderungen, die Bewegungsabläufe von Tieren und Pflanzen … Zur Frauenwissenschaft bzw. zum Studium und zur Praxis der Lehren des Mondes gehören unter anderem: Magie, Hexerei, Göttinnenreligionen, alte Astrologie, frühe Agrikultur und Feminismus.«[2]

1. Shuttle, Redgrove, a. a. O., S. 226.
2. Anne Kent Rush, Mond, Mond, München 1978, S. 330.

»Feministische Spiritualität« ist das Stichwort. Diesen Frauen, »Hexen« der Frauenbewegung, geht es um die Neubelebung der »Alten Religion«, die eine Abkehr von männlich bestimmten Religionen darstellt, eine Abkehr von der Vergötterung des männlichen Prinzips. Die »Alte Religion« ist frauenorientiert. Sie beruht auf alten Göttinnenmythen aus einer frühen matriarchalen Kultur, wo die Muttergöttin das Symbol für Fruchtbarkeit und Ursprung des Lebens war. Das Ausüben der »Alten Religion« ist Hexenkunst. »Die Hexenkunst ist nicht nur eine Religion, sondern auch ein Lebensstil. Zur Zeit der Matriarchate gehörte die Hexenkunst der Frauen zum Allgemeinwissen. Sie bot reichlich Informationen über das Leben auf diesem Planeten, lehrte wie man liebt, kämpft und gesund bleibt und besonders, wie man lernt zu lernen. Was von diesem Wissen übrig geblieben ist, bildet die Grundlage dessen, was wir heute Hexenkunst nennen.«[1]

Die weibliche Spiritualität »neu zu fassen und zu beleben«[2] ist der Wunsch dieser »Hexen». Sie fassen ihren Weg durchaus auch als einen politischen Kampf gegen das Patriarchat auf. Für sie liegt in der Wiederentdekkung des eigenen Körperbewußtseins ein Widerstandspotential gegen Frauenunterdrückung. Nur Frauen, die sich und ihren Körper genau kennen, sind nach Ansicht dieser »Hexen« in der Lage, die Macht wiederzugewin-

1. Anne Kent Rush, a. a. O., S. 332.
2. Anne Kent Rush, a. a. O., S. 295.

nen, die sie vor langer Zeit einmal gehabt haben. Eine positive Macht, die sich aus dem Bewußtsein der eigenen Fruchtbarkeit nährt. Es ist fraglich, ob diese Vergötterung der weiblichen Fruchtbarkeit überhaupt noch etwas mit dem Hexenwesen der damaligen Zeit gemeinsam hat. Die Reduktion der »Weiblichkeit« auf »Gebärfähigkeit« hat eine lange Tradition und dürfte kaum zur Befreiung der Frauen führen. Es ist auch nicht anzunehmen, daß sich Frauen vor Männerherrschaft schützen oder etwas verändern können, wenn sie sich so auf ihre Körperlichkeit zurückziehen wie diese »Hexen«. Sie verbreiten eine abgehobene Spiritualität, die mit dem täglichen Kampf um Gleichberechtigung und den tatsächlichen Lebensbedingungen von Frauen nicht mehr viel zu tun hat.

Die verklärte Mystifizierung des »Weiblichen«, wie sie in den Ritualen und Gebeten dieser »Hexen« deutlich wird, soll an folgendem Beispiel gezeigt werden:

»Das Thema: Das Feiern des zunehmenden Lichts. Es ist der Höhepunkt zwischen Wintersonnenwende und Tagundnachtgleiche im Frühling. Das zunehmende Licht der Seele wird hier verstanden; es ist ein großer Sabbat, um neue Hexen einzuführen. Der Altar wird im Norden eines Kreises aufgestellt. Alle Kerzen sind weiß. Das Kohlebecken steht in der Mitte und ist mit heiligen Kräutern oder Zweigen gefüllt ... Zieht wie gewöhnlich den Kreis und laßt die Ältesten zuerst, die Jüngsten zuletzt herein. Die Hohepriesterin reinigt den Kreis, weiht ihn mit Feuer. Die vier Ecken des Universums werden durch Anrufung der entsprechenden Göttin beschworen; vereint euch zu gemeinsamer Macht.

Die Hohepriesterin:
›In den alten Zeiten hatte die Göttin viele Haine und die Frauen dienten ihr frei und lebten in Würde. Die Göttin war allgegenwärtig und die Frauen kannten sie als ihre ewige Schwester. Die patriarchalen Mächte brannten ihre heiligen Haine nieder, vergewaltigten und töteten ihre Priesterinnen und versklavten die Frauen. Ihr Name wurde aus den Büchern gestrichen und auf die Frauen senkte sich eine große Dunkelheit der Unwissenheit.
Heute gibt es eine neue Morgendämmerung. Wir begrüßen neue Hexen in unserer Gemeinschaft, so wie wir uns bemühen, die Haine der Göttin neu anzupflanzen. Wir, die Frauen, sind der Hain; durch uns wird die Rückkehr der Göttin augenfällig. Wir wollen einander spirituell das Leben schenken, so wie die Göttin das Licht auf die Welt brachte! Seht die große Göttin mit den zehntausend Namen! Seid gesegnet!‹«[1]

»Ich bin eine Hexe« – das sagt Judith Jannberg (Gerlinde Aida Schilcher) von sich. Sie leitete Hexe von hage = gewandt, kunstgeübt, ab. Ihrer Meinung nach passen

1. Anne Kent Rush, a. a. O., S. 333.

viele der gängigen Hexenbilder auf sie. »So bin ich eine ›böse Alte‹. Immerhin bin ich 46 Jahre alt und fuchsteufelswild, ›böse‹ auf die todessüchtigen, kriegswütigen Erde-Luft-Wasser-Leben-Zerstörer, die aus allen Lagern der Männerzivilisation kommen. Ich bin eine vermögende Frau. Ich bin eine Magierin. Ich bin eine Hexe, ... bin wild, ungezähmt und dem Werben des Mannes nicht zugänglich.«[2]

Charakteristisch für ihr Hexisch-sein bezeichnet sie auch ihr abgeschiedenes, naturverbundenes Leben, den Rückzug aus dem Patriarchat, das die Zerstörung der Erde vorantreibt. In der Frauenbewegung, die sie »Frauenrechtsbewegung« nennt, hat sie für sich keine Heimat gefunden. Für sie reichte es nicht, »nur« um gleiche Rechte zu kämpfen, die sie von den männlichen Richtern doch nie bekommen würde. Es mußte noch etwas anderes geben, das tiefer saß und die Wurzeln in der Frauengeschichte, der Hexengeschichte, weiblicher Spiritualität und Mythologie hatte. Während der Beschäftigung mit diesem Thema wurde ihr immer mehr klar, daß sie selbst eine »Hexe«, eine »Wiedergekommene«, war, die während der Hexenverfolgung schon einmal gelebt hatte:

»Ich liege zu Hause auf meinem großen Kommunikationsbett, lese, notiere, fühle mich teils wach, interessiert, zornig, empört, teils gelangweilt, nämlich an den Stel-

1. J. Jannberg, Ich bin eine Hexe, Bonn 1983.

len, an denen sich männliche Interpreten wichtig machen, und entdecke, daß plötzlich Angst in mir aufsteigt. Ich bin gerade dabei, die Protokolle über die peinliche Befragung und über die einzelnen Stufen der Folterung zu lesen und fühle, wie mir der Schweiß ausbricht. Meine Hände zittern, meine Füße verkrampfen sich, ein Ekelgefühl steigt hoch, und ein Würgen im Hals zwingt mich, aufzustehen und auf die Toilette zu gehen. Ich übergebe mich, und mit der Kotze brechen plötzlich Schmerz und Verzweiflungsschreie und ein unbändiges Weinen aus. Ich sehe mich in einer Folterkammer. Ich werde gepeinigt. Die Körperqualen sind groß. Und Schmach steigt auf. Ich bin nackt. Wie lange dauert das? Was ist das? Was geschieht mir? Ich wasche mich und gehe zurück zu meinem Buch. Ich lese weiter ... Aber alle fünf Minuten muß ich das Buch weglegen, tief Luft holen und mich auf die Füße stellen.«[1]
»Eine Freundin besucht mich. Sie war ein halbes Jahr in meiner indianischen Stammeskultur im Hochland von Bolivien. Dieses Land ist so unzugänglich, daß keine Straße dorthin führt. ... Sie drückt mir einen dreidimensionalen Bildvergrößerer in die Hand, und ich schaue in die wundersame Landschaft. Ich schaue und da geschieht wieder etwas mit meinem Körper. Diesmal sind es aber nicht Ekel und Grauen, sondern Freude und sehnsüchtiges Heimweh, die meinen Körper, mei-

1. J. Jannberg, a. a. O., S. 33.

ne Poren aufschwellen lassen. Ich weine. Und für die anderen unbegreiflich, sage ich: ›Diese Landschaft kenn' ich. Da war ich schon. Ach, ist das schön! Ich will nach Hause.‹ Anita und Edi, der auch da war, verstehen nicht. Ich selbst verstehe ja nicht, was vor sich geht. Ich bin nur gewiß: dies ist meine Heimat. (Anmerkung: Ich war noch nie in meinem Leben in Amerika.).«[1]

So wie Judith Jannberg die Spuren zu ihrem eigenen »Hexisch«-sein zurückverfolgt hat, durch Meditation und Regression, so will sie anderen Frauen, die sie als »Hexen« erkannt hat, ein Zurückgehen in ein vorheriges Leben ermöglichen. »Hexentherapie« nennt sie diese Rückführung, die möglich ist, weil »ihr Bewußtsein, ihre Seele, uralt und zeitlos und nur ihr Körper neu ist.«[2]

Die Hauptpersönlichkeitsmerkmale der Hexenfrauen, denen sie begegnet und die sich in ihrem Haus zusammenfinden, beschreibt sie als »fundamentale, ursprüngliche, unverkrüppelte, unverstellte Kraft, eine Eigen-Sinnlichkeit, eine Eigen-Willigkeit. … Es sind Frauen, die traumtänzerisch sicher und mondsüchtig ihren geraden Weg gehen.«[3]

Am Beispiel einer 19jährigen Frau wird das, was Judith Jannberg mit »Hexentherapie« meint, deutlich:

»Da ist Katja. Sie ist eine jener Frauen, die ich sofort als

1. J. Jannberg, a. a. O., S. 34.
2. J. Jannberg, a. a. O., S. 77.
3. J. Jannberg, a. a. O., S. 28.

Hexe erkannte. Ich spürte, daß sie eine Hexe ist. Sie wußte es noch nicht. Ich schwieg. Mittlerweile habe ich schweigen gelernt. Katja würde schon noch selbst dahinterkommen.
Sie nimmt an einem Selbsterfahrungswochenende teil. Mehr aus Spaß an der Freud'. Weil's Winter ist, bullert ein Holzfeuer im Ofen. Katjas Bewegungen werden hektisch. Sie fuchtelt mit den Armen in der Luft herum und weicht immer mehr vor dem Ofen zurück. Ich kenne diese Zeichen schon und sehe, daß sie Angst hat. Ich frage Katja: Was ist los?
Der Ofen! Dieser Ofen! Das Feuer, ich halt die Hitze nicht aus. Katja ist fünf Meter vom Ofen entfernt. Ich gehe zu ihr und frage leise: Du, da kommt was hoch, willst du mit dem, was da jetzt kommt, arbeiten? Katja versteht. Kurz zuvor hatte sie eine andere Frau in Trance erlebt. Ja, sagt sie, ja.
Ich unterbreche die Musik und bitte Katja, jetzt ganz bei ihrer Angst zu bleiben: Laß deinen Körper tun, was er will, atme noch schneller und tiefer und fühle die Hitze noch stärker. Ich frage sie nach Farben und Bildern: Was siehst du?
Die stehn alle um mich herum und gaffen.
Katja steht mit auf dem Rücken gekreuzten Händen da und zerrt mit ihren Füßen an imaginären Fesseln. Sie beginnt zu schreien: Laßt mich raus! Ich hab niemandem etwas getan! Dann schreit sie entsetzlich. Wir sitzen alle um sie herum, einige Frauen klammern sich

aneinander und weinen. Ich stehe neben Katja und bete. Ihr Schreien wird immer stärker, Ein kurzer Gedanke blitzt durch meinen Kopf: Wie gut, daß wir hier allein sind und uns niemand die Polizei auf den Hals hetzt.
Mittlerweile weiß ich, daß Katja wie Phönix aus der Asche, daß ihre Seele aus ihrem verbrannten Leib aufsteigen wird. Ich gehe mit. Sie nimmt mich mit. Ich fühle mich mitgenommen und sehe die gleichen Bilder wie sie. Ehrbare Frauen in langen Kleidern und weißen Hauben, Häme im Gesicht, verschreckte Kinder, Männer mit unbewegten Gesichtern, gespielter Gerechtigkeit. Ich sehe einen mittelalterlichen Dorfplatz. Katjas verzweifeltes Schreien geht plötzlich in ein Husten über. Sie hustet und keucht und hört nicht mehr auf. Ihr Gesicht läuft blaurot an. Einen kurzen Moment denke ich, sie erstickt ja, und plötzlich schießt mir ins Hirn, natürlich, sie stirbt ja nicht am Verbrennen, sie stirbt an der Rauchgasentwicklung. Ich hätte es wissen müssen, wußte es auch, hatte es aber vergessen und sehe jetzt, wie Katja vor unseren Augen einen gräßlichen Erstickungstod stirbt. Der Übergang vom physischen Tod ins Nachleben ist immer durch plötzliche Stille markiert. Regungslosigkeit. Das Gesicht wird glatt und weich, und wenn ich frage, was ist, höre ich fast immer: Es ist vorbei.«[1]

1. Jannberg, a. a. O., S. 64.

Abgesehen von der Fragwürdigkeit solcher »Therapien«, die mitunter auch zu psychischen Schäden führen können (Judith Jannberg erwähnt zwei Frauen, die den Sprung aus ihrem früheren Leben in die Gegenwart nicht verkraftet haben und in einer psychiatrischen Klinik sind, bzw. mit Medikamenten behandelt werden), ist diese Selbstdarstellung als »Hexe« doch sehr überzogen und hat ziemlich wenig mit dem gemeinsam, was von den »Hexen« und deren Verfolgung bekannt ist.

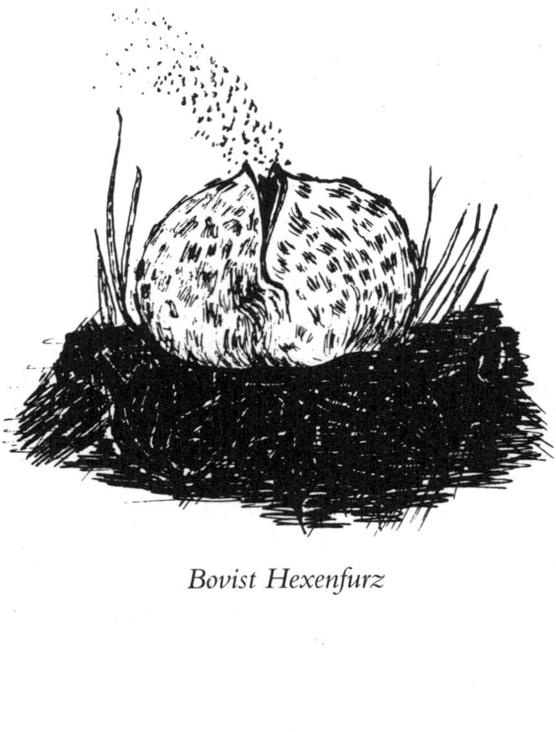

Bovist Hexenfurz

Verzeichnis der besprochenen Pflanzen

Literaturverzeichnis

Aigremont, Volkserotik und Pflanzenwelt, Nachdruck der Ausgabe von 1907/08, Brensbach, 1978.

L. Apuleius, Der goldene Esel, München, 1961.

C. J. Baroja, Die Hexen und ihre Welt, Stuttgart, 1967.

K. Baschewitz, Hexen und Hexenprozesse, München, 1963.

H. Bächtold-Stäubli, Handwörterbuch des deutschen Aberglaubens, Berlin, 1927–1942.

Becker, Bovenschen, Brackert, Aus der Zeit der Verzweiflung, Frankfurt, 1977.

H. Biedermann, Hexen, Graz, 1974.

H. P. Duerr, Traumzeit, Frankfurt, 1978.

Ehrenreich, English, Hexen, Hebammen und Krankenschwestern, München, 1975,

F. M. Engel, Zauberpflanzen, Pflanzenzauber, Hannover, 1978.

S. Fischer, Blätter von Bäumen, Frankfurt, 1984.

H. Fühner, Solanaceen als Betäubungsmittel, in: Archiv für pharmakologische Pathologie 111, 1925.

G. W. Gessmann, Die Pflanze im Zauberglauben, Nachdruck der Ausgabe von 1922. Den Haag, o. J.

O. Geßner, Die Gift- und Arzneipflanzen in Mitteleuropa, Bielefeld, 1953.

S. Golowin, Die Magie der verbotenen Märchen, Hamburg, 1974.
H. A. Hansen, Der Hexengarten, München, 1983.
T. Hauschild, Hexen und Drogen, in: Rausch und Realität, Hamburg, 1982.
G. Heinsohn, O. Steiger, Die Vernichtung der weisen Frau, in: Mammut, März-Texte, Herbstein, 1984.
L. C. Hellwig, Teutsch medicinisches Recept-Buch vor die meisten Krankheiten der Mannes-Personen, Frankfurt, 1715.
E. Hesse, Rausch-, Schlaf- und Genußgifte, Stuttgart, 1966.
M. Kronfeld, Donnerwurz und Mäuseaugen, Nachdruck der Ausgabe von 1898, Berlin, 1981.
L. Lewin, Phantastica, Nachdruck der Ausgabe von 1927, Linden, 1980.
– Gifte in der Weltgeschichte, Nachdruck der Ausgabe von 1920, Hildesheim, 1983.
– Die Fruchtabtreibung durch Gifte, Berlin, 1922.
T. Löbsack, Magische Medizin, München, 1980.
– Die unheimlichen Möglichkeiten, Berlin, 1967.
H. Marzell, Neues Illustriertes Kräuterbuch, Reutlingen, 1935.
– Zauberpflanzen, Hexentränke, Stuttgart, 1967.
– Wörterbuch der deutschen Pflanzennamen, Stuttgart, 1935.
– Die Pflanzen im deutschen Volksglauben, Jena, 1925.

J. Michelet, Die Hexe, Nachdruck der Ausgabe von 1863, Karlsruhe, 1977.

W. Mrsich, Erfahrungen mit Hexen und Hexensalben, in: Unter dem Pflaster liegt der Strand, Band 5, Berlin, 1978.

H. Nemec, Zauberzeichen, Wien, 1978.

J. T. Noonan, Empfängnisverhütung, Mainz, 1964.

A. Ritter von Perger, Deutsche Pflanzensagen, Nachdruck der Ausgabe von 1864, Leipzig 1980.

V. A. Reco, Magische Gifte, Stuttgart, 1947.

W. Schmidtbauer, G. Scheidt, Handbuch der Rauschdrogen, Frankfurt, 1982.

E. Shorter, Der weibliche Körper als Schicksal, München, 1984.

V. Sigusch, Hosenwurtz und Rutenmorchel, in: Sexualität konkret, Hamburg, 1984.

J. Silver, Liebesrezepte, Genf, 1975.

F. von Spee, Caution criminalis, Nachdruck der Übersetzung von J. F Ritter, 1939, München, 1982.

J. Sprenger, H. Institoris, Der Hexenhammer, Übersetzung von H. Schmidt, München, 1982.

R. Stark, Aphrodisiaka und ihre Wirkungen, München, 1984.

T. S. Szasz, Die Fabrikation des Wahnsinns, Frankfurt, 1976.

P. Tomkins, C. Bird, Das geheime Leben der Pflanzen, Frankfurt, 1981.

M. Treben, Gesundheit aus der Apotheke Gottes, Karlstein, o. J.
F. X. Unger, Die Pflanze als Zaubermittel, Wien, 1858.
G. Völger u. a., Rausch und Realität, Hamburg, 1982

Literatur zum Anhang

F.-W. Haack, Hexenglauben in der Bundesrepublik, München, 1978.
J. Jannberg, Ich bin eine Hexe, Bonn, 1983.
J. Kruse, Hexen unter uns, Leer, 1978.
A. K. Rush, Mond, Mond, München, 1978.
Shuttle, Redgrove, Die weise Wunde Menstruation, Frankfurt, 1983.

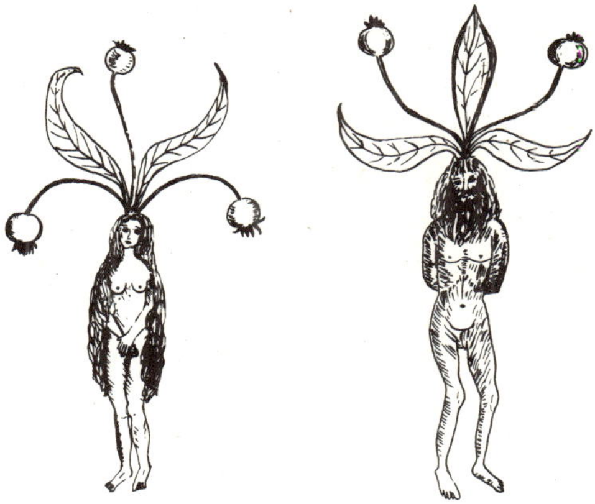

Alraunen